Kohlhammer

Die Autorin

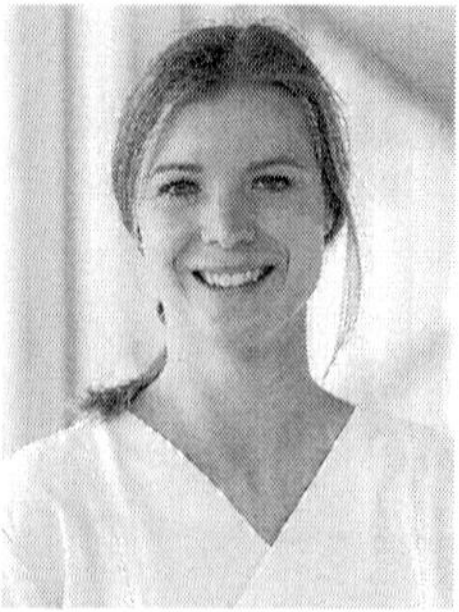

Lisa Keller, Gesundheits- und Krankenpflegerin, Pflegewissenschaftlerin B. Sc., Gesundheitspädagogin M. Sc., Pflegeexpertin APN Schwerpunkt Versorgung von PatientInnen mit Tracheostoma am Universitätsklinikum Freiburg.

Lisa Keller

Pflegerische Versorgung von Erwachsenen mit Tracheostoma

Ein Leitfaden

Verlag W. Kohlhammer

Die grafischen Darstellungen wurden von der Autorin für das UKF erstellt (L. Keller, 2024)
Bilder Referenz © Universitätsklinikum Freiburg/Lisa Keller

1. Auflage 2026

Gesamtherstellung: W. Kohlhammer GmbH, Heßbrühlstr. 69, 70565 Stuttgart
produktsicherheit@kohlhammer.de

Print:
ISBN 978-3-17-044406-5

E-Book-Formate:
pdf: ISBN 978-3-17-044407-2
epub: ISBN 978-3-17-044408-9

Inhalt

Verzeichnisse und Register

Einleitung

Die Tracheotomie ist eine der ältesten und am häufigsten durchgeführten Operationen in der Hals-Nasen-Ohren (HNO)-Heilkunde (Meininger et al., 2001; Zhu et al., 2012). Durch sie ist die Sterblichkeitsrate in einigen Bereichen signifikant gesunken (Rajesh & Meher, 2005). Es gibt unterschiedliche Indikationen, die eine Tracheotomie notwendig machen. Häufig sind Tumore, Traumata oder neurologische Defizite die Ursache (Dawson, 2014; McCormick et al., 2015). Die häufigsten Fachbereiche, die mit einer Versorgung in Berührung kommen sind z.B. die HNO-Heilkunde, Mund-Kiefer-Gesichtschirurgie, Neurologie/Neurochirurgie, Strahlenheilkunde, Palliativstationen und die Intensivstationen (Schneider-Stickler, 2018).

In Deutschland werden jährlich rund 45.000 Personen tracheotomiert und sind im Akutkrankenhaus vom medizinischen Personal zu betreuen (Destatis, 2022).

Die Versorgung eines Tracheostomas stellt sowohl für die Betroffenen, deren An- und Zugehörige, als auch für Pflegefachpersonen eine Herausforderung dar. Sie kann aus medizinischer Sicht als Routineeingriff bezeichnet werden und ist meist komplikationslos möglich (Spataro et al., 2017). In Bereichen abseits der Versorgungshotspots sind jedoch immer wieder Komplikationen in der Weiterversorgung zu beobachten (Wilkinson et al., 2015). Aufgrund der »seltenen« Durchführung in Kombination mit einem hohen Risikopotential an Komplikationen wird die Versorgung dieser Personen auch als eine »high risk, low incidence«-Tätigkeit bezeichnet (Paul, 2010; Smith-Miller, 2006).

Das mangelnde Wissen und die fehlende Routine in der Durchführung führen zu Unsicherheiten und Berührungsängsten. Diese führen zu Komplikationen und können im schlimmsten Fall fatale

Folgen haben. Laut McGrath et al. (2020) sind viele dieser Komplikationen vermeidbar – er nennt als häufige Ursachen die fehlende Kompetenz, die mangelnde Struktur und die falsche oder nicht ausreichende Ausstattung der Einrichtung. Auf Grundlage dieser Erkenntnis wurde am Universitätsklinikum Freiburg (UKF) eine Stelle für eine Pflegeexpertin mit dem Schwerpunkt auf die Tracheostomaversorgung etabliert. Aus dieser Rolle heraus wurde ein Fortbildungskonzept entwickelt, um die Kompetenz der Pflegefachpersonen weiterzuentwickeln. In diesem Buch werden die Inhalte des Fortbildungskonzeptes zur pflegerischen Versorgung, bestehend aus acht Modulen, dargestellt. Im letzten Kapitel (▶ Kap. 9) werden Inhalte zur Edukation von Betroffenen und spezifische Themen zum Entlassungsmanagement mit Tracheostoma erläutert.

Die Inhalte in diesem Buch fokussieren hauptsächlich die Versorgung von erwachsenen Patienten und Patientinnen mit einem Tracheostoma. Die Versorgung von Kindern mit Tracheostoma ist aufgrund der anderen Krankheitsbilder und anatomischen Voraussetzungen abweichend und sollte deshalb von Pflegefachpersonen mit einem Schwerpunkt auf die Versorgung von Kindern durchgeführt werden.

Ebenfalls liegt der Schwerpunkt auf plastischen/chirurgischen Tracheotomien und Laryngektomien.

1 Modul 1: Basiswissen

1.1 Tracheotomie

Definition

In der Literatur werden die Begriffe Tracheotomie und Tracheostomie oft synonym verwendet. Ursprünglich wurde als Tracheotomie jedoch nur die Operationstechnik bezeichnet (Rajesh & Meher, 2005). In diesem Buch wird der Begriff des Tracheostoma als eine künstliche Öffnung der Trachea, die temporär oder permanent sein kann, bezeichnet (Fissahn et al., 2017).

Ein Tracheostoma kann entweder dilatativ oder plastisch/chirurgisch angelegt werden. Eine totale Laryngektomie beinhaltet zusätzlich zu einem plastisch/chirurgisch angelegten Tracheostoma noch weitere Schritte, welche zu einer abweichenden pflegerischen Versorgung führen. Im Folgenden werden die unterschiedlichen Eingriffe grob skizziert. Hier besteht kein Anspruch auf Vollständigkeit der Operationstechniken.

Dilatative Tracheotomie

Bei der dilatativen Tracheotomie wird nach der Punktion der Trachea das prätracheale Gewebe und die vordere Trachealwand gedehnt und durch eine Trachealkanüle offen gehalten (Klemm & Nowak, 2018). Zu beachten ist, dass das entstandene Tracheostoma im Vergleich zum plastischen nicht chirurgisch gesichert ist. Dadurch besteht die Gefahr, dass sich die verschiedenen Gewebeschichten gegeneinander verschieben und das Stoma nach dem Entfernen der Kanüle verlegt wird (Fissahn et al., 2017).

Plastische/Chirurgische Tracheotomie

Im Gegensatz dazu wird ein plastisches Tracheostoma, auch bekannt als »stabiles« oder »chirurgisches« Tracheostoma, operativ angelegt. Dabei wird eine feste Verbindung zwischen der äußeren Haut und der Trachealwand hergestellt (mukokutane Anastomose). Dieses Tracheostoma bleibt auch nach dem Entfernen der Kanüle stabil (Klemm & Nowak, 2018).

In ▶ Abb. 1.1 ist die Anatomie in physiologischem Zustand (links) sowie der Querschnitt einer Tracheostoma-Anlage (rechts) zu sehen. Bei letzterem ist der Unterschied zwischen einer dilatativen und plastisch/chirurgischen nicht zu sehen.

Pflegehinweis

Um Notfallsituationen (z. B. Kanüle kann nicht mehr eingeführt werden) zu vermeiden, ist eine korrekte Dokumentation der Tracheostoma-Art im Dokumentationssystem dringend zu empfehlen (▶ Kap. 8).

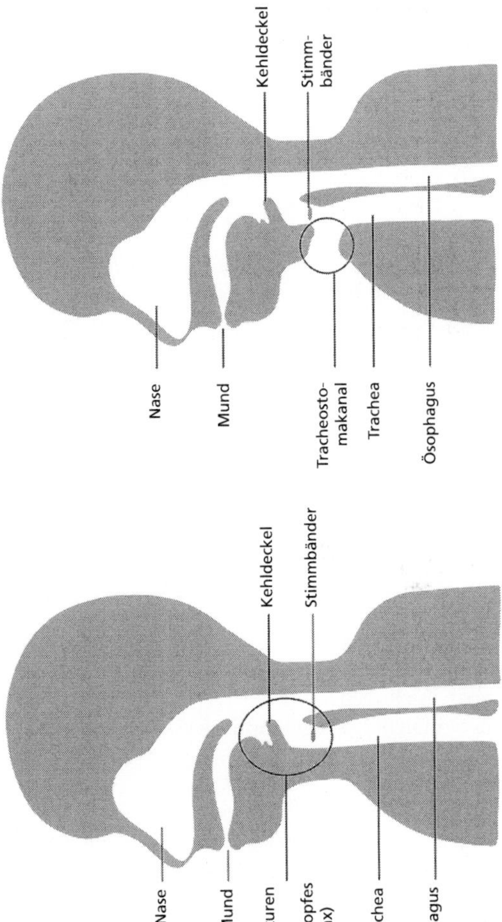

Abb. 1.1: Querschnitt der Oberkörperanatomie in physiologischem Zustand (links) und Querschnitt mit einer Tracheostoma-Anlage (rechts)

1.2 Totale Laryngektomie (Kehlkopfentfernung)

Zu den wichtigen Funktionen des Kehlkopfes zählen (Glunz et al., 2019, S. 7):

- Die Atmung
  Bei der Einatmung werden die Stimmlippen seitlich (lateral) gestellt, um den Luftdurchfluss zu ermöglichen.
- Der Schutz der unteren Atemwege beim Schlucken
  Unterschiedliche Mechanismen im Kehlkopf ermöglichen den Schutz vor Aspiration von Nahrung, Flüssigkeiten und Sekret.
- Die Thorax-Stabilisierung (die notwendig ist z. B. zum Husten, Erbrechen und beim Stuhlgang)
  Erfolgt über einen Aufbau des intraabdominalen-, sowie thorakalen Druckes nach Abdichtung durch die geschlossene Glottis.
- Die Stimmgebung (Phonation)
  Die Stimmlippen werden durch den subglottischen Anblasedruck in Schwingung versetzt und bilden so Töne.

All diese Funktionen sind nach einer Laryngektomie stark eingeschränkt bzw. nicht mehr möglich und in der pflegerischen Versorgung zu berücksichtigen.

Bei einer totalen Laryngektomie wird der komplette Kehlkopf entfernt, wodurch der Schluck- vom Atemweg getrennt wird (► Abb. 1.2, links) (McGrath, 2014). Dabei werden unter anderem die Ansätze der prälaryngealen Muskeln reseziert, die Trachea abgetrennt, ein Tracheostoma angelegt und das offene Ende zum Halsausgang vernäht (Glunz et al., 2019,S.30). Bei dieser Technik ist es den Betroffenen nicht mehr möglich über die oberen Atemwege Luft zu holen (McGrath, 2014).

Um den Betroffenen das Sprechen zu ermöglichen, kann im Zuge einer Laryngektomie, oder nachträglich bei einem weiteren Eingriff, ein tracheoösophagealer Shunt angelegt werden (Glunze, 2019). Dabei wird zwischen Trachea und Ösophagus chirurgisch eine Fistel konstruiert, in die ein Shunt-Ventil eingelegt wird. Dieses kann

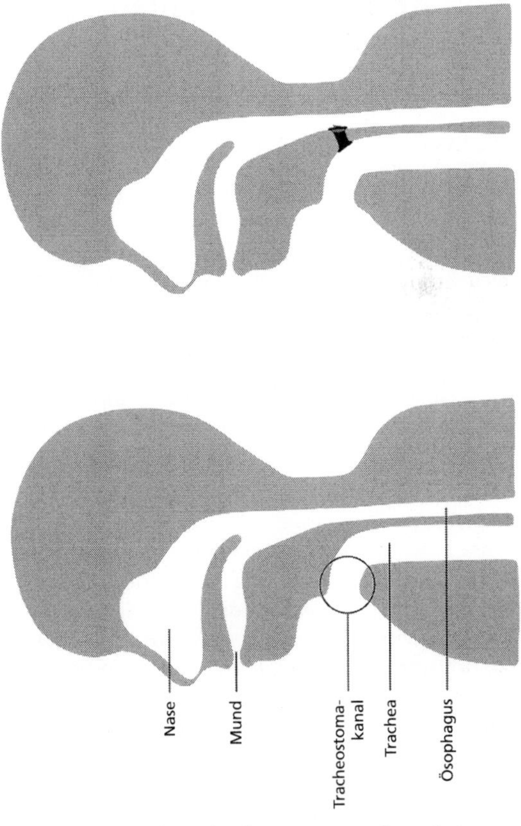

Abb. 1.2: Querschnitt der Oberkörperanatomie mit Laryngektomie (links) und Querschnitt der Oberkörperanatomie mit Anlage einer Stimmprothese (rechts)

durch das Tracheostoma gereinigt und gewechselt werden. In ▶ Abb. 1.2 (rechts) ist die Anlage einer Stimmprothese zu sehen. Diese ermöglicht es den Betroffenen, durch logopädisches Training zu sprechen.

1.3 Anatomie und Physiologie der oberen Atemwege

Wie zuvor beschrieben, wird der obere Atemweg sowohl bei einer Tracheotomie als auch bei einer Laryngektomie umgeleitet. Das heißt, dass Mund und Nase bei der In- und Exspiration umgangen werden (Eber & Oberwaldner, 2006).

Dies hat in beiden Fällen zur Folge, dass die natürliche Anwärmung, Befeuchtung und Reinigung der Atemluft verloren geht (Sahin-Yilmaz & Naclerio, 2011). Deshalb muss als pflegerische Intervention ein Konzept zum Sekretionsmanagement vorliegen (Modul 4, ▸ Kap. 4), welches diese Ausfälle kompensiert. In den ▸ Abb. 1.3–▸ Abb. 1.5 wird der Luftstrom dargestellt. In Modul 2 (▸ Kap. 2) werden weitere Luftwege dargestellt, die eine Stimmbildung ermöglichen.

Pflegehinweis

Bei Sauerstoffgabe oder Beatmung (bzw. Wiederbelebungsmaßnahmen) muss der Sauerstoff über die Trachealkanüle verabreicht werden. Eine Sauerstoffgabe kann über einen Anschluss – einen Heat-and-Moisture-Exchanger (HME) oder umgangssprachlich über die »Feuchte Nase«/Ventile – appliziert werden. Das Beatmungsgerät wird über einen 15 mm-Konnektor am Schlauch angeschlossen. Für eine suffiziente Beatmung ist zwingend eine geblockte Trachealkanüle notwendig.

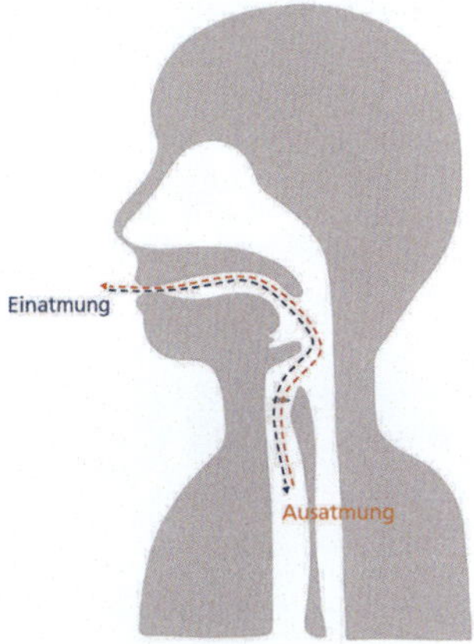

Abb. 1.3: physiologischer Luftstrom

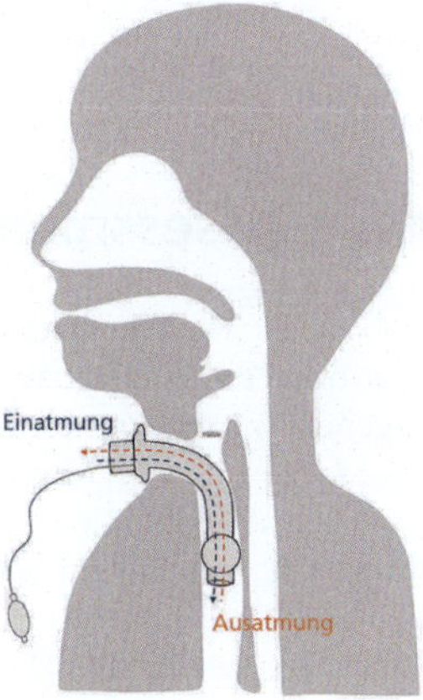

Abb. 1.4: Luftstrom mit geblockter Kanüle

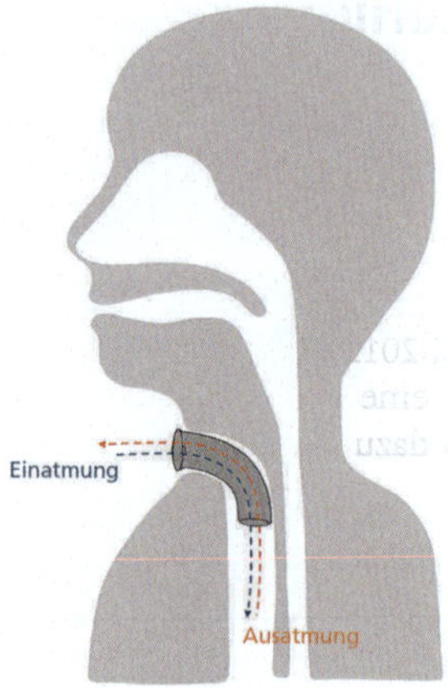

Abb. 1.5: Luftstrom nach einer Laryngektomie mit geschlossener Silikonkanüle

1.4 Anamnese/Assessment

Um auch in Notfallsituationen eine sichere Versorgung sicherstellen zu können, sollten folgende Informationen dokumentiert werden (McGrath, 2014):

- Art des Tracheostomas (z. B. Dilatationstracheostoma oder plastisches Tracheostoma)
- Details zur eingesetzten Trachealkanüle (Modell, Größe und Position des Rädchens)
- Zeitpunkt des letzten Wechsels der Trachealkanüle
- Besondere Hinweise, die beachtet werden müssen (wie der Verlauf der Wundheilung, der Zustand der Haut, Fistelbildungen, Taschenbildung, Knorpelspangen oder Blutungsrisiko)

1.5 Erforderliche Materialien

In jedem Bereich muss ein Notfallequipment griffbereit und funktionstüchtig sein (McGrath, 2014). Materialien und Geräte, die häufig verwendet werden, sind in Reichweite zu lagern und regelmäßig auf Funktionalität und Vollständigkeit zu überprüfen (Everitt, 2016; McGrath et al., 2012). Im Folgenden sind die benötigten Materialien aufgelistet, eine genauere Beschreibung der Materialien befinden sich in den dazu bezugnehmenden Modulen.

Materialien:

- Ersatzkanüle/Wechselkanüle (in gleicher Größe und eine Größe kleiner)
- Trachealkanülenhalteband
- Tracheal-, Schlitzkompressen
- Spekulum
- Spritze (10 ml)
- HME-Filter (Wärme- und Feuchtigkeitsaustauscher)
- Gleitmittel auf Wasserbasis
- Watteträger (steril, groß)
- Produkt zur Hautreinigung (z. B. NaCl 0,9 %)
- Hautpflege-,/Hautschutzprodukt

Geräte:

- Ein funktionsfähiges Absauggerät, einschließlich aller notwendigen Materialien zum Absaugen
- Ein aktives Befeuchtungssystem, samt der erforderlichen Verbrauchsmaterialien
- Cuffdruckmanometer

Pflegehinweis

Bei jedem Schichtwechsel wird ein Bettplatz-Check empfohlen. Das heißt: Es wird zu Beginn der Schicht an jedem Bettplatz eines tracheotomierten Patienten/einer tracheotomierten Patientin überprüft, ob alle notwendigen Materialien vorhanden sind und die Funktion der Geräte gewährleistet ist (Hettige et al., 2008).

Transportbox

Patienten und Patientinnen müssen im Krankenhaus häufig zu Untersuchungen in anderen Abteilungen gebracht werden (Röntgen, CT, MRT, ...). Um auch auf dem Transportweg, z. B. bei Verlegung oder zur Diagnostik, Sicherheit gewährleisten zu können, müssen die notwendigen Materialien für unterwegs mitgegeben werden (Everitt, 2016). Hierzu bietet sich eine Transportbox an, die regelmäßig auf Vollständigkeit und Funktionalität überprüft wird. Zusätzlich zur Box ist auch ein portabler Absauger mitzugeben.

Der Inhalt der Box deckt sich mit den benötigten Materialien am Bett. Zu beachten ist, dass auf dem Transportweg nur ein Akku betriebenes Absauggerät eingesetzt werden kann.

1.6 Körperbildstörung

Durch die Tracheostoma-Anlage wird eine Veränderung des Körperbildes vorgenommen. Dies kann Auswirkungen auf die eigene Körperwahrnehmung, auf die soziale Kontaktaufnahme, die Beziehung zu Familie/Freunden und zum Partner oder zur Partnerin haben und kann zu einer psychischen Belastung führen (Everitt, 2016). Zudem zeigt sich, dass Betroffene mit einem Tumor im Kopf-Hals-Bereich häufiger suizidale Gedanken äußern, als Betroffene mit einem Tumor in einem anderen Körperbereich (Covrig et al., 2021).

Deshalb wird empfohlen, dass wenn möglich, vor dem Eingriff ein Gespräch über die Veränderungen durchgeführt wird (Everitt, 2016). Durch ein Prä-Operatives Gespräch kann eine höhere Akzeptanz und ein besseres Outcome erreicht werden (McGrath, 2014).

Am häufigsten berichten Betroffene über Angst und Unwohlsein vor dem Absaugen und eine hohe Frustration durch die eingeschränkte Kommunikationsmöglichkeit (Foster, 2010; Nakarada-Kordic et al., 2018; Sherlock et al., 2009). Ebenso wichtig, wie eine gute Aufklärung Prä-Operativ ist eine gute Kommunikation zwischen den Betroffenen und dem Pflegefachpersonal vor- und während der Handlungen (z.B. Absaugen, Kanülenwechsel, ...) (Nakarada-Kordic et al., 2018).

Es ist wichtig zu verstehen, dass die Veränderung des Aussehens durch ein Tracheostoma für viele Menschen eine Herausforderung darstellen kann. Viele der Betroffenen erleben verschiedene Emotionen, wie Angst, Selbstmitleid oder Wut (Kollbrunner & Zbären, 1997). Um mit diesen Gefühlen umzugehen und ein positives Selbstkonzept zu entwickeln, kann eine Unterstützung durch das medizinische Team wichtig sein. Es ist außerdem von Vorteil, wenn Betroffene und ihre Familien Unterstützung erhalten, um mit dieser Veränderung umzugehen. Das Erlernen des Umgangs mit dem Tracheostoma fördert ein positives Selbstkonzept und gibt den Betroffenen ein Teil ihrer Autonomie wieder. Mehr zum Thema Edukation ist im ▶ Kap. 9 zu finden.

1.7 Ernährung

Die Nahrungsaufnahme bei Personen mit Tracheostoma kann aufgrund der Operation stark verändert sein. Zum einen kann es zu Dysphagie und Aspiration kommen. Dies betrifft ca. 50–87 % (Schneider-Stickler, 2018). Zum anderen kommt es durch die Operation zu einem totalen oder deutlich eingeschränkten Geruchs- und Geschmacksinn, was zu einem verminderten Appetit führen kann (Sahin-Yilmaz & Naclerio, 2011). Eine häufig begleitende Radiotherapie kann zusätzlich zu Ulzerationen und Schmerzen im Mundbereich führen. Da Personen mit einem Tumor im Kopf-Hals Bereich häufig zu Mangelernährung neigen, ist ein Ernährungsassessment in regelmäßigen Abständen durchzuführen und bei einem Risiko geeignete Maßnahmen zu ergreifen (z.B. Nutritionale Risk Skale (Schütz et al., 2005)).

Bei der oralen Nahrungsaufnahme ist wieder zwischen einer Tracheotomie und einer Laryngektomie zu unterscheiden.

Tracheotomie:
Bei einer Tracheotomie ist zu beachten, dass Atem- und Speiseweg nicht voneinander getrennt verlaufen und es so zu einer Aspiration kommen kann. Durch die Trachealkanüle wird jedoch schlechter wahrgenommen, ob Nahrungsreste im Rachen vorhanden sind, ebenso wird das Husten und Räuspern eingeschränkt (Fissahn et al., 2017). Irrtümlicherweise wird häufig davon ausgegangen, dass durch eine geblockte Trachealkanüle ein aspirationsfreies Essen und Trinken möglich ist. Der Cuff ist jedoch nur ein geringer Schutz und die Nahrungsaufnahme, sollte durch ein interdisziplinäres Team regelmäßig kontrolliert werden (Winklmaier et al., 2005).

Laryngektomie:
Bei einer reinen Laryngektomie wird wie zuvor beschrieben die Trachea und der Ösophagus voneinander getrennt. In den ersten Tagen nach der Operation (Maßgabe des Operateurs, der Operateurin) haben die Betroffenen eine orale Nahrungskarenz und werden über eine Magensonde ernährt, um das Operationsgebiet zu schonen. Nach dieser Zeit wird ein Röntgenbreischluck als diagnostische Sicherheit durchgeführt. Ist in der Aufnahme keine Aspiration zu sehen, können die Betroffenen mit der Ernährung unter logopädischer Aufsicht starten. Nach abgeschlossener Wundheilung besteht ein sehr geringes Aspirationsrisiko.

Bei einer Laryngektomie mit einer Stimmfistelanlage ist die erste postoperative Phase identisch. Nach erfolgreichem Röntgenbreischluck kann eine Nahrungsaufnahme stufenweise beginnen. Als Komplikation kann es zu einer Leckage der Fistel führen (aufgrund einer erweiterten Fistel, Material der Prothese defekt, Befall mit Bakterien, … (Glunz et al., 2019)). Dadurch kann es zu einer Aspiration während der Nahrungs- oder Flüssigkeitsaufnahme kommen.

Empfehlung/Tipp

- Kontrolle nach der Nahrungsaufnahme auf Nahrungsrückstände z. B. beim Absaugen oder auf der Schlitzkompresse (Aspirationskontrolle)
- Kalorienzufuhr überwachen und ggf. hochkalorische Zusätze anbieten
- Nahrungskonsistenz an Schluckfähigkeiten anpassen (ggf. Flüssigkeiten andicken)
- Bei Problemen Logopädie hinzuziehen

1.8 Mundpflege

Personen mit einem Tracheostoma haben ein erhöhtes Risiko eine Erkrankung in der Mundhöhle zu erleiden, dazu zählt Karies, Gingivitis und Parodontitis (Schneider-Stickler & Kress, 2018), ebenso wie Ulzerationen und Soor. Durch nicht geschlucktes Sekret und ggf. einer Aspiration kann es zu pulmonalen Erkrankungen kommen.

Dies kann durch präventive Mundpflege vermieden werden (Schneider-Stickler & Kress, 2018).

Die Mundpflege bei Personen mit Tracheostoma wird nach dem Deutschen Netzwerk für Qualität in der Pflege (DNQP) »Expertenstandard zur Förderung der Mundgesundheit in der Pflege« durchgeführt (Büscher et al., 2021).

1.9 Körperpflege

Duschen:
Um zu verhindern, dass Wasser beim Duschen in die Trachealkanüle spritzt, empfiehlt es sich einen geeigneten Duschschutz zu verwenden (Kress, 2018). Hier gibt es unterschiedliche Modelle, je nach Trachealkanüle. Dieser kann bei Homecare Unternehmen, oder direkt bei Trachealkanülenherstellern bestellt werden.

Rasieren:
Auch hier kann z.B. der Duschschutz oder eine HME getragen werden, um zu verhindern, dass Bartstoppeln in das Tracheostoma fallen. Eine Nassrasur reduziert zusätzlich das Risiko Bartstoppeln einzuatmen.

1.10 Schmerzen

Durch die Operation kann es in den ersten Wochen zu stärkeren Schmerzen kommen. Je nach Operationsgröße können ebenfalls starke Verspannungen der Nackenmuskulatur auftreten (Glunz et al., 2019). Die Betroffenen sollten direkt nach der Operation eine physiotherapeutische Behandlung erhalten (nach ärztlicher Anordnung) und auch nach dem Krankenhausaufenthalt Übungen zur Entspannung der Nackenmuskulatur durchführen (Glunz et al., 2019). Es sollen auch weiterführend Rezepte zur Physiotherapie und Lymphdrainage ausgestellt werden.

Um eine adäquate Schmerzeinstellung zu gewährleisten ist eine Aufklärung über die regelmäßige Einnahme von Schmerzmittel notwendig. Zur Basisschmerzmedikation muss ein Bedarfsschema angeordnet sein (Glunz et al., 2019).

1.11 Körperliche Aktivität und Arbeit

Es ist wichtig zu beachten, dass die Wiederaufnahme körperlicher Aktivitäten nach einer Operation individuell unterschiedlich sein kann und von verschiedenen Faktoren abhängt (z. B. Alter, Komplexität der OP, Allgemeinzustand und weiterführende Therapieplanung). Sportliche Aktivitäten wie Wandern, Radfahren und Tennis können im weiteren Verlauf ausgeführt werden (Glunz et al., 2019). Kraftsport sollte nur nach Rücksprache mit dem ärztlichen Team erfolgen, da der Druckaufbau von der Thorax- und Bauchmuskulatur nur teilweise kompensiert werden kann.

Schwimmen ist nur mit einem Wassertherapiegerät möglich. Dieses wird extra angefertigt und »besteht aus einer dicht zu cuffenden Trachealkanüle, die mit einem Faltenschlauch verbunden ist, der bis zum Mund geführt und dort mit einem Mundstück festgehalten wird. Nun kann der Luftstrom beim Atmen von der Nase (über Wasser), über das Wassertherapiegerät bis ins Tracheostoma geleitet werden« (Kress, 2018, S. 257).

Sportliche Betätigung kann sich positiv auf die Lebensqualität auswirken.

Auch öffentliche Veranstaltungen und Reisen sind in der Regel nach der Operation möglich, erfordern jedoch eine sorgfältige Vorbereitung und ggf. eine Anpassung der Auslandskrankenversicherung. Für Betroffene, die wieder ins Berufsleben einsteigen möchten, stehen verschiedene Unterstützungsmöglichkeiten zur Verfügung, wie eine stufenweise Wiedereingliederung oder die Beantragung einer Erwerbsminderungsrente (Glunz et al., 2019). Es ist wichtig, dass Betroffene die notwendige Unterstützung erhalten, um ein aktives und erfülltes Leben führen zu können.

1.12 Beziehung/Intimität

Aufgrund der Tumorerkrankung und der Tracheostoma-Anlage befinden sich viele der Betroffenen in einer instabilen emotionalen Lage. Sie sind orientierungslos; Intimität, Nähe, Berührung, Zärtlichkeit und Sexualität können darunter leiden (Glunz et al., 2019). Ekel- und Schamgefühle, können für Partner oder Partnerin ein Thema sein, welches sich auf die Beziehung auswirken kann.

Neben der emotionalen Beziehung hat die Operation auch Einfluss auf die sexuellen Funktionen (vor allem bei Männern). Die Erektion und die Ejakulation eines Mannes ist ebenso wie Husten und Pressen vom intraabdominalen-, sowie thorakalen Druckes abhängig und somit eingeschränkt möglich (Larsen, 1982). Dies kann somit auch einen negativen Einfluss auf die sexuelle Beziehung zum Partner oder Partnerin haben (Gür et al., 2020). Häufig wird dieses Thema nicht angesprochen, da hier eine sehr große Hemmschwelle besteht. Wichtig ist es eine offene Kommunikation in der Beziehung zu bestärken, so können Missverständnisse vermieden werden (Glunz et al., 2019; Larsen, 1982).

2 Modul 2: Trachealkanülen und ihre Funktion

2.1 Kanülen

> **Warnung**
>
> Bei Trachealkanülen handelt es sich um Medizinprodukte. Eine sachgerechte Anwendung muss durch die Anwendende Person gewährleistet sein. Um Komplikationen zu vermeiden, wird ein standardisiertes Kanülen Sortiment empfohlen.

Es gibt eine Vielzahl unterschiedlicher Hersteller von Trachealkanülen und dementsprechend viele Modelle mit unterschiedlichen Kombinationen an Merkmalen. Mittlerweile können Trachealkanülen an die Bedürfnisse der Betroffenen angepasst bzw. individuell angefertigt werden (Fahl, 2018).

Die Auswahl der Trachealkanüle hat Einfluss auf die Komplikationsrate und Lebensqualität der Betroffenen und sollte deshalb mit Bedacht getroffen werden (Richter & Sutarski, 2009). Im Heilungsverlauf kann sich der Bedarf ändern und sollte angepasst werden. Die Entscheidung welche Trachealkanüle eingesetzt wird, ist ärztlich anzuordnen (Fissahn et al., 2017). In der Regel wird im OP eine flexible geblockte Trachealkanüle eingesetzt. Sind die Betroffenen in der Lage ihr Sekret und die Nahrung zu kontrollieren, kann auf eine ungeblockte Trachealkanüle gewechselt werden (McGrath, 2014). Dies wird durch das ärztliche und logopädische Team mittels eines Schluckversuches entschieden. Dabei kann z. B. blau eingefärbtes Wasser (flüssige Konsistenz) und grüne Götterspeise (feste Konsistenz) als Indikator genommen werden. Ist nach dem Schlucken weder grüne Götterspeise noch blaues Wasser in der Trachea sichtbar, kann eine Aspiration vorerst ausgeschlossen werden.

Im Folgenden werden die unterschiedlichen Trachealkanülen erläutert. In diesem Buch werden zwei Kategorien mit zwei Untergruppen dargestellt (Geblockt und ungeblockt, jeweils mit und ohne Innenkanüle).

Diese Unterteilungen können sich zusätzlich in den Feinheiten unterscheiden. Diese können z. B. sein (Fahl, 2018; Fissahn et al., 2017) (kein Anspruch auf Vollständigkeit):

- Material (Kunststoff, Metall)
- Größe (Innen- und Außendurchmesser, Länge, Krümmungswinkel)
- Kanülen mit Sprechfunktion (mit/ohne Siebung)
- Verstellbare Halteplatte
- 15 mm/22 mm Konnektoren
- Subglottische Absaugung

Im Folgenden wird die Innenkanüle auch als Inlet bezeichnet. Im pflegerischen Sprachgebrauch taucht auch häufig der Begriff »Seele« auf. Wird dann von einem »Seelenwechsel« bei einem Inletwechsel gesprochen, kann dies zu einer negativen Assoziation führen und sollte deshalb nicht mehr gebraucht werden.

2.1.2 Kanülen mit Cuff

Häufig wird eine geblockte Trachealkanüle direkt nach der Operation eingesetzt. Meist besteht sie aus einem Kanülenschild (bei manchen Modellen kann daran auch die Länge der Kanüle variabel eingestellt werden), einem Cuff (Blockballon) und einem Schlauch mit einem Ventil zum Befüllen des Cuffs (► Abb. 2.1). Häufig ist ein 15 mm- Konnektor am Kanülenausgang zu finden. Hier können die handelsüblichen Ventile oder z. B. eine Beatmungsmaschine oder ein Inhalationsset aufgesteckt werden.

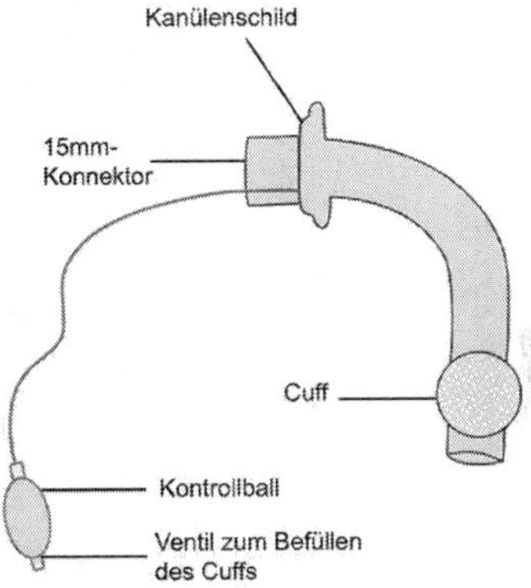

Abb. 2.1: Geblockte Trachealkanüle

2.1.3 Sprechkanülen mit Cuff

Diese Trachealkanüle besteht aus einer gefensterten Außenkanüle mit Cuff, welche im Tracheostomakanal verbleibt, während unterschiedliche Inlets eingesetzt werden können. In der Regel gibt es eine Innenkanüle mit einer Öffnung/Siebung und eine, die geschlossen ist.

Das Inlet mit der Öffnung kann zum Sprechen genutzt werden, hierzu muss ein Sprechventil aufgesetzt werden (▶ Abb. 2.2, oben). Manchmal ist dieses bereits fest mit dem Sprechinlet verbunden. Das geschlossene Inlet wird häufig in der Nacht genutzt, da dort eine HME aufgesetzt werden kann (▶ Abb. 2.2, unten). Neben den Inlets hat diese Trachealkanülen-Art auch einen Cuff zum Blocken, ein Kanülenschild, an dem die Trachealkanülentragebänder befestigt werden, ein Ventil zum Befüllen des Cuffs und einen Kontrollball. Die Funktionsweise des Sprechens mit Sprechkanüle wird im nächsten Abschnitt erläutert.

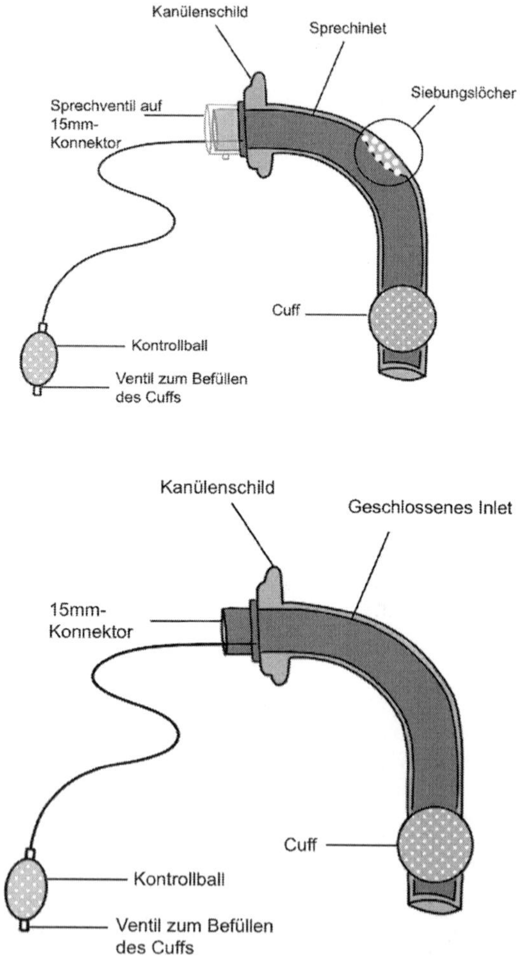

Abb. 2.2: Geblockte Sprechkanüle mit Sprechinlet (oben) und mit geschlossenem Inlet (unten)

2.1.4 Sprechkanülen ohne Blockung

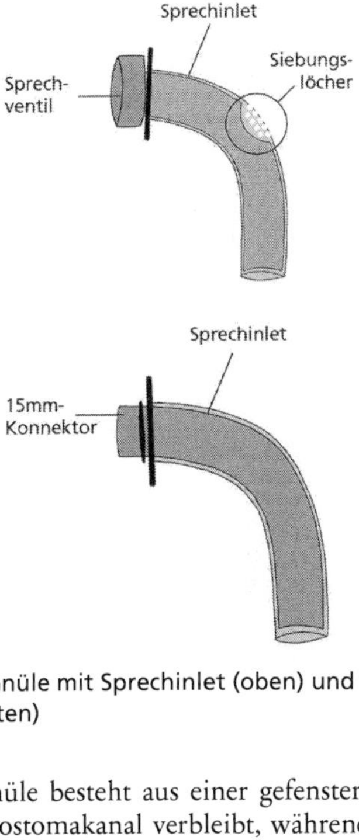

Abb. 2.3: Sprechkanüle mit Sprechinlet (oben) und mit geschlossenem Inlet (unten)

Diese Trachealkanüle besteht aus einer gefensterten Außenkanüle, welche im Tracheostomakanal verbleibt, während unterschiedliche Inlets eingesetzt werden können. In der Regel gibt es eine Innenkanüle mit einer Öffnung/Siebung und eine, die geschlossen ist. Das Inlet mit der Öffnung kann zum Sprechen genutzt werden, hierzu muss ein Sprechventil aufgesetzt werden (▶ Abb. 2.3, oben). Manchmal ist dieses bereits fest mit dem Sprechinlet verbunden. Das geschlossene Inlet wird häufig in der Nacht genutzt, da dort eine HME aufgesetzt werden kann (▶ Abb. 2.3, unten). Neben den Inlets hat diese Trachealkanülen-Art auch einen Cuff zum Blocken, ein Kanülenschild, an dem die Trachealkanülentragebänder befestigt werden, ein Ventil zum Befüllen des Cuffs und einen Kontrollball.

Die Funktionsweise des Sprechens mit Sprechkanüle wird im nächsten Abschnitt erläutert.

2.1.5 Silikonkanülen ohne Blockung

Diese Art von Trachealkanüle wird bei Betroffenen mit Laryngektomie eingesetzt. Je nachdem, welche Art der Stimmrehabilitation in Frage kommt, kann die Kanüle ohne Siebungslöcher (▶ Abb. 2.4, links) oder mit eingesetzt (▶ Abb. 2.4, rechts) werden. Je nach Firma unterscheiden sich die Konnektoren für die unterschiedlichen Ventile.

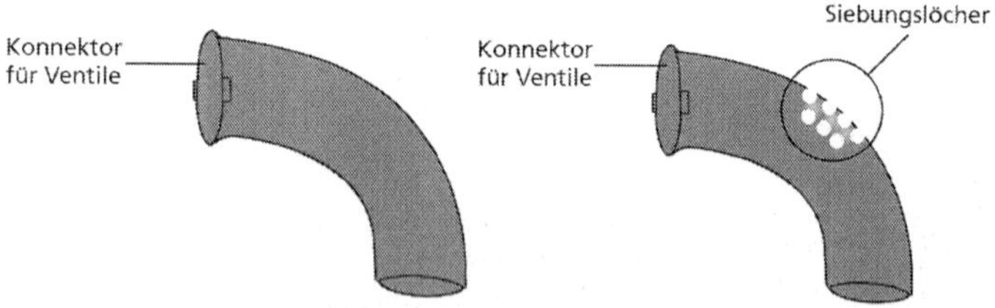

Abb. 2.4: Silikonkanüle ohne Siebungslöcher (links) und Silikonkanüle gesiebt (rechts)

In der ▶ Tab. 2.1 »Kanülen Matrix« ist eine Zusammenfassung einer Auswahl an Standardtrachealkanülen zu sehen. Es werden die Indikation, die Sprachmöglichkeit, die Pflege und die Besonderheiten beschrieben.

⚠ **Warnung**

In der Dokumentation muss die verwendete Trachealkanüle (Produktname, Größe, Korrekte Position der Halteplatte und Besonderheiten) eindeutig dokumentiert werden.

Tab. 2.1: Trachealkanülen und deren Funktion

	Kanüle mit Blockung (Cuff)		Kanüle ohne Blockung (Cuff)	
	Mit Innenkanüle	**Ohne Innenkanüle**	**Mit Innenkanüle**	**Ohne Innenkanüle**
	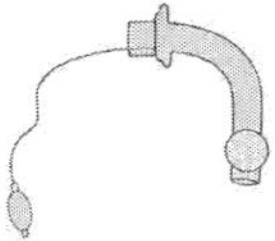		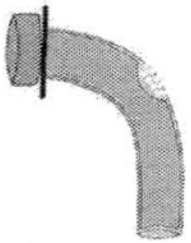	
Indikation	• Vorhandener Larynx • Nicht relevante Aspiration/Blutungsgefahr (Richter & Sutarski, 2009)	• Erstversorgung nach Anlage (postoperativ) • Aspiration, Blutungsgefahr und Beatmung • Cuff schützt untere Atemwege weitgehend vor dem Eindringen von Speichel	• Vorhandener Larynx • Intakter Schluckakt (keine Aspiration) (Richter & Sutarski, 2009)	• Laryngektomie (als Platzhalter und Ansatzstück für Aufsätze • Platzhalter bei dilatativen Tracheotomien (Richter & Sutarski, 2009)
Stimme	• Gesiebte Außenkanüle mit gefensterter Innenkanüle nur für sprachliche Kommunikation	• Kommunikation zu therapeutischen Zwecken	• Gefensterte Innenkanüle muss eingesetzt sein • Je nach Hersteller muss auf gefensterte	• Durch logopädisches Training können unabhängig von der Trachealkanüle Stimmtechni-

Tab. 2.1: Trachealkanülen und deren Funktion – Fortsetzung

	Kanüle mit Blockung (Cuff)		Kanüle ohne Blockung (Cuff)	
	Mit Innenkanüle	**Ohne Innenkanüle**	**Mit Innenkanüle**	**Ohne Innenkanüle**
	• Cave: Aspirationsgefahr		Innenkanüle ein Sprechventil an der Innenkanüle befestigt werden (Fissahn et al., 2017)	ken erlernt werden (Glunz et al., 2019)
• Weitere Unterscheidungsmerkmale: – Material (Kunststoff, Metall) – Größe (Innen- und Außendurchmesser, Länge) – Vorhandensein einer Siebung/Fensterung) – Spezielle Merkmale, wie z. B. subglottische Absaugung				
Pflege	• Mind. 1x pro Schicht Cuffdruckkontrolle oder bei Lagerungswechsel bzw. Verdacht einer Druckveränderung (Fahl, 2018) Innenkanüle:	• Mind. 1x pro Schicht Cuffdruckkontrolle oder bei Lagerungswechsel bzw. Verdacht einer Druckveränderung (Fahl, 2018) Innenkanüle:	• Innenkanüle 1x pro Schicht auf Durchgängigkeit prüfen Innenkanüle: • Zur Nacht geschlossene + HME • Tagsüber nach Absprache mit den Ärz-	• Kanüle 1x pro Schicht auf Durchgängigkeit prüfen

Tab. 2.1: Trachealkanülen und deren Funktion – Fortsetzung

	Kanüle mit Blockung (Cuff)		Kanüle ohne Blockung (Cuff)	
	Mit Innenkanüle	**Ohne Innenkanüle**	**Mit Innenkanüle**	**Ohne Innenkanüle**
	• Zur Nacht und Nahrungsaufnahme geschlossene Innenkanüle + HME • Tagsüber nach Absprache mit den Ärzten gefensterte Innenkanüle	• Möglich zum Sekretmanagement	ten gesiebte und Sprechventil	
Besonderheiten	• Meist sind verschiedene Innenkanülen als Set erhältlich • Unterschiedlichen Konnektorenanschlüsse (15/22) • Mit Fensterung/ohne Fensterung	Innenkanüle: • Bei manchen Herstellern können extra »Innenkanülen« zum Sekretmanagement bestellt werden Material: • Flexible Varianten erhältlich, z.B. mit Spitaldrähten aus	• Zur Nacht geschlossene + HME • Tagsüber nach Absprache mit den Ärzten gesiebte	

Tab. 2.1: Trachealkanülen und deren Funktion – Fortsetzung

	Kanüle mit Blockung (Cuff)		Kanüle ohne Blockung (Cuff)	
	Mit Innenkanüle	Ohne Innenkanüle	Mit Innenkanüle	Ohne Innenkanüle
		unterschiedlichen Materialien zur Stabilisation. Passt sich so besser den anatomischen Gegebenheiten an (z. B. bei adipösen Patient*innen) (Fissahn et al., 2017)		

2.2 Sprechventile

Durch ein Sprechventil können Töne gebildet werden und ermöglicht so mit entsprechender Trachealkanüle und unter bestimmten Bedingungen das Sprechen (Kress & Pfeiffer, 2021). Dies funktioniert, indem sich die Ventilöffnung bei der Einatmung öffnet und bei der Ausatmung schließt. Dadurch wird die Exspirationsluft nicht aus der Kanüle, sondern über die Fensterung am Kanülen Bogen und über den Larynx geleitet. So bleibt der physiologische Weg der Stimmbildung erhalten (Fahl, 2018).

Bei der Nutzung von Sprechventilen gilt besondere Vorsicht, denn es gibt unterschiedliche Tracheostomaventile mit verschiedenen Funktionen (Kress & Pfeiffer, 2021):

- Klappenventile, die sich bei Inspiration öffnen und bei Exspiration verschließen;
- Tracheostomaventile für kehlkopflose Betroffene, die mit Stimmprothese sprechen (Inspirations- und Exspirationsfunktion, integrierter HME);
- Tracheostomaventile zur Nutzung während der maschinellen Beatmung sowie
- Tracheostomaventile, die in die Innenkanüle integriert sind.

Dies führt zu Verunsicherung und Verwirrung, wann was genutzt werden darf und kann letztlich zu lebensbedrohlichen Komplikationen führen (BfArM, o.J.).

Wird ein Sprechventil falsch genutzt kann dies tödlich enden (Kress & Pfeiffer, 2021). Aus diesem Grund ist eine Schulung der anwendenden Personen zwingend notwendig.

Empfehlung/Tipp

Am Universitätsklinikum Freiburg wurde hierfür ein One-Minute-Wonder erstellt, zusätzlich gibt es eine Warntafel, welche über die Tracheostomabox im Zimmer angebracht wird, die auf die Nutzung eines Sprechventils hinweist. Ebenfalls werden die Betroffenen in die Nutzung des Sprechventils eingewiesen.

Warnung

- Nutzung bei *blockbaren Trachealkanülen* ist mit einem hohen Risiko verbunden. Wird das Sprechventil aufgesetzt, wenn der Cuff geblockt ist, ist keine Ausatmung möglich (▶ Abb. 2.5). Dies kann zu einem Barotrauma der Lunge führen (Kress & Pfeiffer, 2021)
- Nutzung bei *ungefensterter Innenkanüle* kann zu Asphyxie durch verlegten exspiratorischen Atemweg führen (Kress & Pfeiffer, 2021)
- Bei Nutzung an Betroffenen mit Beatmungsgerät, müssen nach Gebrauch die ausgeschalteten Alarme wieder eingeschalten werden.

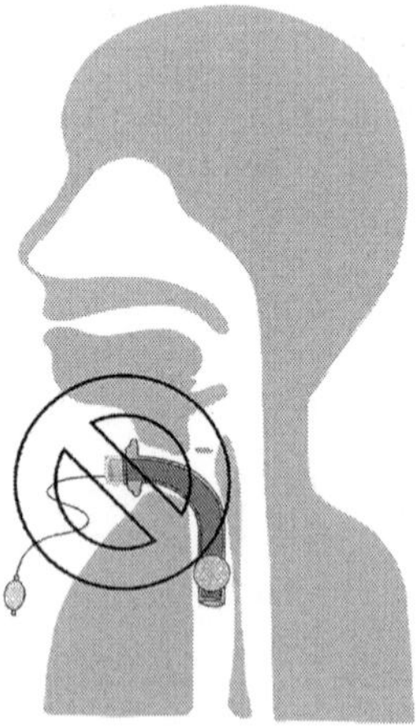

Abb. 2.5: Warnung bei Nutzung eines Sprechventils

Erhöhtes Risiko bei:

- Verschleimten Atemwegen (Verlegung von Fensterungen)
- Personen mit geistiger Einschränkung

2.3 Trachealkanülenbändchen

Das Kanülen Bändchen fixiert die Trachealkanüle im Tracheostomakanal. Es gibt viele unterschiedliche Arten: einteilige und zweiteilige, elastische und wenig dehnbare (Kress, 2018). Fixiert werden diese unterschiedlich an der Kanüle, sie können eingehakt oder mittels Klettverschlusses durch einen Schlitz befestigt werden. Ist die Tracheostoma Anlage noch nicht ausreichend stabil sollte ein Bändchen mit geringem Dislokationsrisiko ausgewählt werden. Ist das Tracheostoma stabil kann der Fokus mehr auf den Tragekomfort ausgerichtet werden.

2.4 Kommunikation

Durch die Tracheostoma Anlage wird den Betroffenen teilweise (Tracheotomie) bzw. vollständig (Laryngektomie) die physiologische Stimmbildung genommen (Glunz et al., 2019).

Foster (2010) konnte in seiner Studie aufzeigen, dass der Verlust der Stimme ein fundamentaler Einschnitt in das Leben der Betroffenen darstellt und auch durch andere Kommunikationswege nur teilweise befriedigt werden kann. Durch den Verlust der Stimme, kommt es häufig zu Angst, Frustration, Machtverlust und einer Veränderung des Selbstbildes (Foster, 2010; Nakarada-Kordic et al., 2018; Sherlock et al., 2009). In einem Gespräch vor der Operation sollten alternative Kommunikationsmöglichkeiten gefunden werden, die für die Betroffenen am besten geeignet sind. Zu Beispiel: Aufschreiben (Papier, Laptop, Tablet, Handy usw.), Lippen lesen, Stellen von geschlossenen Fragen (einseitige Kommunikation) oder Arbeiten mit Piktogrammen bzw. Alphabettafeln (McGrath et al., 2012; Nakarada-Kordic et al., 2018).

Die Möglichkeit des Sprechens unterscheidet sich zwischen einer Tracheostoma-Anlage und einer Laryngektomie. Diese werden nachfolgend beschrieben. In beiden Fällen sind bei Schwierigkeiten das logopädische Team anzusprechen.

Empfehlung/Tipp

Da die Betroffenen im häuslichen Umfeld nicht immer Unterstützung haben, sollte es zu den Aufgaben des Entlassungsmanagements gehören sich darum zu kümmern, dass ein Notruf auch ohne ein Telefonat möglich ist. Hierzu gibt es unterschiedliche Möglichkeiten z. B. E-Mail, Fax, per App oder über einen lokalen Anbieter eines Hausnotrufes. Mittlerweile verfügen Smartphones/Smartwatches über eine Notruffunktion, die durch eine bestimmte Tastenkombination ausgelöst werden kann (Bayern, 2017).

2.4.1 Kommunikation nach einer Tracheotomie

Bei einer Tracheotomie und vorhandenem Kehlkopf ist es mit der richtigen Trachealkanüle bzw. mit den richtigen Sprechaufsätzen möglich Stimme zu bilden (Fahl, 2018). Wie in Modul 1 (► Kap. 1) beschrieben, ist es für die Stimmbildung notwendig, dass die Ausatemluft die Stimmbänder in Schwingung versetzt. Dies ist mit eingesetzter Trachealkanüle nur möglich, wenn unterschiedliche Faktoren in Kombination gegeben sind (Fissahn et al., 2017):

1. Die Ausatemluft kann durch eine Öffnung in der Trachealkanüle (Fensterung/Siebung) oder Platz zwischen Trachea und Kanüle Richtung Kehlkopf umgeleitet werden
2. Die umgeleitete Ausatemluft darf nicht über die Kanülenöffnung nach draußen gelangen, daher muss die Öffnung mit einem Ventil verschlossen werden

Auf den ► Abb. 2.6 und ► Abb. 2.7 ist zu sehen, wie der Luftstrom bei unterschiedlichen Sprechkanülen geleitet wird und so eine Stimmbildung stattfinden kann.

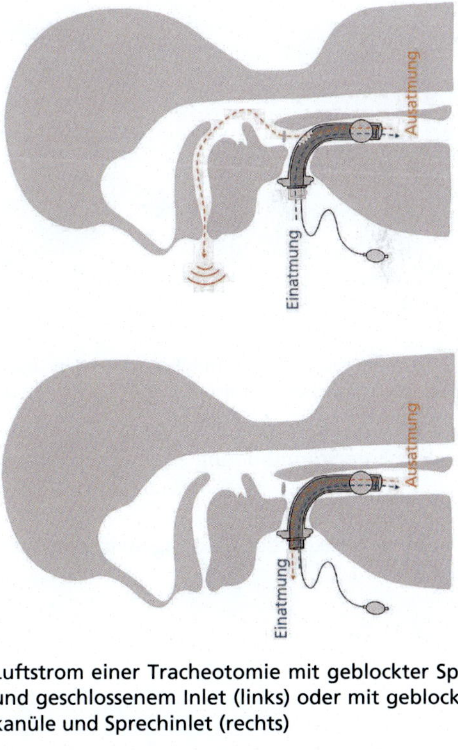

Abb. 2.6: Luftstrom einer Tracheotomie mit geblockter Sprechkanüle und geschlossenem Inlet (links) oder mit geblockter Sprechkanüle und Sprechinlet (rechts)

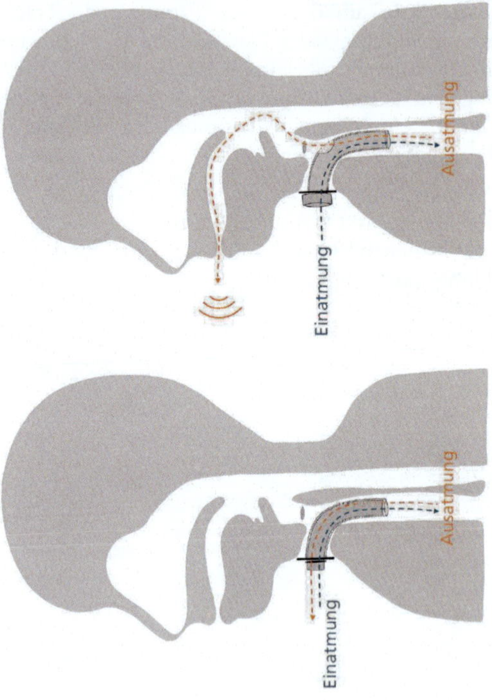

Abb. 2.7: Luftstrom Tracheotomie mit Sprechkanüle und geschlossenem Inlet (links) oder nur mit Sprechkanüle (rechts

Faktoren, welche eine Stimmbildung erschweren können:

- Übermäßige Sekretion
- Alte Sekretreste, welche die Öffnungen in der Trachealkanüle verstopfen

Merke

Ein gutes Sekretmanagement kann zu einer besseren Kommunikation beitragen (▶ Kap. 4).

Zur Unterstützung einer vereinfachten Stimmbildung mit geblockten Kanülen, kann der Cuff zum Sprechen entblockt oder eine Above-Cuff-Vocalization (Über-Cuff-Vokalisation) durchgeführt werden (Fissahn et al., 2017). Dies sollte jedoch nur nach Indikationsprüfung und in Rücksprache mit dem ärztlichen und logopädischen Team erfolgen, da der Cuff zur Aspirationskontrolle dient.

Warnung

Ein Sprechventil auf einer geblockten Kanüle, ohne diese zu entblocken, führt zum Tod durch Erstickung (▶ Abb. 2.5). Hier sind unbedingt die Herstellerangaben zu beachten. Ausnahmen stellen blockbare Sprechkanülen dar, wenn ein gesiebtes Inlet eingesetzt ist. Dies sollte jedoch nur unter medizinischer Kontrolle genutzt werden. Mehr Infos sind im ▶ Kap. 2.2 Sprechventile zu finden.

2.4.2 Kommunikation nach einer Laryngektomie

Aufgrund der Operation wird der normale Weg der Stimmbildung unterbrochen. Es gibt mehrere Techniken Töne zu erzeugen, die durch logopädisches Training erlernt werden können (Glunz et al., 2019). Dazu gehört, z. B. das Pseudoflüstern, die Ösophagus-Stimme und der Elektrolarynx. Auf ▶ Abb. 2.8 ist der Luftweg nach einer Laryngektomie zu sehen. Hier ist eine geschlossene Silikonkanüle eingesetzt.

Zudem gibt es seit einigen Jahren die Möglichkeit der chirurgischen Stimmrehabilitation. Dabei wird eine Verbindung zwischen

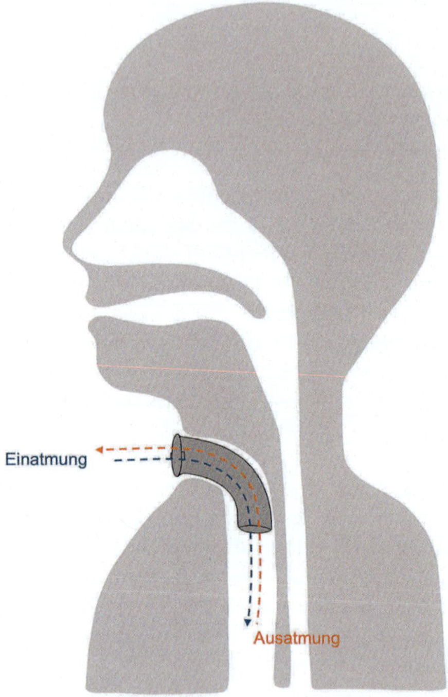

Abb. 2.8: Luftstrom nach einer Laryngektomie mit geschlossener Silikonkanüle

Trachea und Ösophagus geschaffen (tracheoösophagealer Shunt) (Glunz et al., 2019). Die Anlage sollte so gelegen sein, dass die Reinigung von den Betroffenen selbst übernommen werden kann und ein Auswechseln des Shunt-Ventils durch das Stoma erfolgen kann (Glunz et al., 2019). Bei der Ausatmung wird die Luft aus der Lunge, durch Verschließen der Kanüle (Finger oder Sprechventil) über das Shunt-Ventil umgeleitet. Mit logopädischem Training, wird erlernt durch die Luft die Schleimhäute in Schwingung zu versetzen und so Töne zu bilden. In der ▶ Abb. 2.9 ist der Luftstrom mit Silikonkanülen und Shunt Ventil abgebildet. Die Qualität der Stimme hängt nicht nur von der Übung ab, sondern auch davon, wie gepflegt das Shunt-Ventil ist. Dies sollte mindestens einmal täglich von Sekret gereinigt werden. Im besten Fall kann dies von den Betroffenen selbst vor dem Spiegel mit einer speziellen Reinigungsbürste durchgeführt werden.

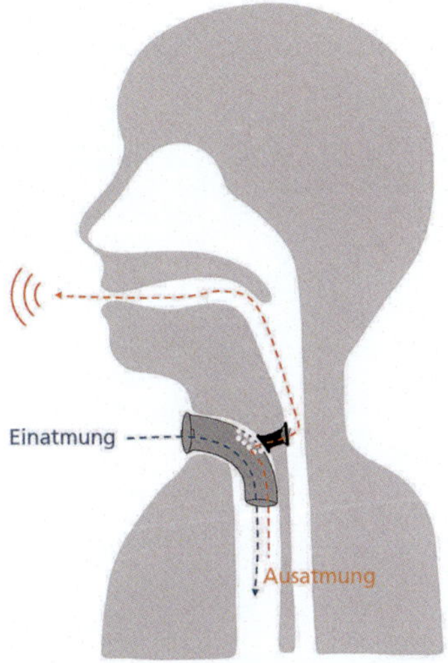

Abb. 2.9: Luftstrom nach einer Laryngektomie mit Silikonkanüle gesiebt

> **Warnung**
>
> Das Shunt-Ventil kann undicht werden, entweder durch Materialverschleiß oder durch eine Erweiterung des Shunts. Anzeichen dafür ist die Aspiration von Sekret oder/und Nahrung. Diese sind an der Schlitzkompresse oder im Absaugsekret sichtbar. Besteht der Verdacht, sollte sofort das ärztliche Team involviert und eine geblockte Kanüle eingesetzt werden, um eine Pneumonie zu verhindern.

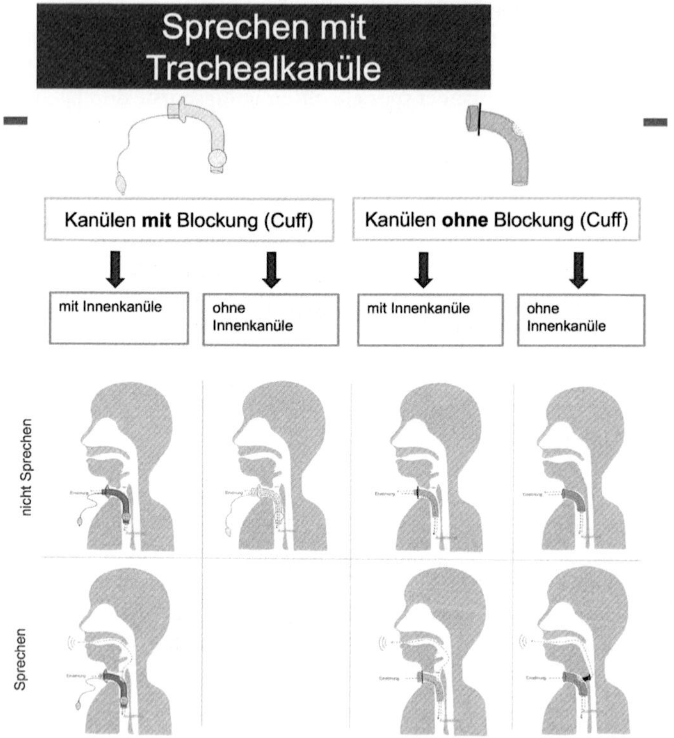

Abb. 2.10: Übersichtstabelle Sprechen mit unterschiedlichen Trachealkanülen-Typen

3 Modul 3: Hautpflege

Rahel Sick

Pflegefachpersonen sind für die Kontrolle des Hautstatus in der Tracheostomaumgebung unerlässlich. Die grundlegende Maßnahme des Verbandwechsels stellt den ersten Schritt zur Identifizierung von Auffälligkeiten dar. Die Feuchtbelastung der Hautumgebung eines Tracheostomas durch Speichel oder Tracheobronchialsekret kann sehr hoch sein (Wollina & Pabst, 2018). In Kombination mit der mechanischen Reizung durch Kanülen Bewegungen, kann es zu Irritationen im Bereich Stoma-naher Hautareale kommen (Wollina & Pabst, 2018). Im Speichel enthaltene Enzyme sowie bakterielle Kontamination können zusätzlich zu Mazeration und Ulzeration führen (McGrath, 2014; Wollina & Pabst, 2018). Daher sollte die parastomale Haut möglichst sauber und trocken gehalten werden. Dies setzt eine individuell angepasste Häufigkeit der Hautpflege voraus unter Berücksichtigung der Sekretmenge und Hautstatus.

3.1 Reinigung der Tracheostomaumgebung

Das Ziel der Hautreinigung ist der Erhalt einer sauberen und trockenen Haut um das Tracheostoma, was als grundsätzlicher Bestandteil der Tracheostomaversorgung betrachtet werden kann (McGrath, 2014). Sie sollte in der Häufigkeit individuell angepasst sein, aber mindestens einmal täglich durchgeführt werden. Hierzu kann isotonische Kochsalzlösung, Ringer-Lösung oder Aqua destillata genutzt werden (Schneider-Stickler & Kress, 2018). Nur bei einem neu angelegten oder infizierten Tracheostoma ist eine Antiseptik der Wundränder notwendig (Schneider-Stickler, 2018). Bei direktem Kontakt mit Trachealknorpeln ist bei der Verwendung von Octenidinhydrochlorid und Polihexanid auf die Gefahr von Knorpelschäden zu achten (siehe Herstellerangaben).

Während der Reinigung ist auch eine Hautbeobachtung und die anschließende Dokumentation durchzuführen. Hier sollte auf Irritationen, Infektionen, Erytheme, Verhärtungen, Schmerzen und die Sekretionscharakteristik geachtet werden (Alsunaid et al., 2021). Zur Prävention von Infektionen ist nach einer Tracheostomaneuanlage eine Wundbeobachtung sowie das rechtzeitige Ziehen der Haltefäden notwendig, meist nach 7–10 Tagen postoperativ (O'Toole et al., 2017).

3.2 Hautschutz

Trachealkompressen:
Zur Sekretaufnahme und Polsterung sollte immer eine Form von nicht-okklusiver, saugfähiger Schlitzkompresse zwischen Trachealkanüle und Haut eingelegt werden (Sandhu & Nouraei, 2015; Schneider-Stickler, 2018). Bei einem neu angelegten Tracheostoma sollten sterile Produkte genutzt werden, bei einem reizlos abgeheilten Tracheostoma sind keimarme Kompressen ausreichend (Schneider-Stickler, 2018). Abhängig von der Sekretionsmenge können weiche Vlieskompressen genutzt werden oder Kompressen aus Polyurethanschaumstoff (Krause, 2013; Wollina & Pabst, 2012). Vlieskompressen sind kostengünstiger und können aufgrund ihrer geringeren Saugkraft bei keinem oder wenigem Sekret genutzt werden. Der Polyurethanschaumstoff hat eine stark feuchtigkeitsbindende Wirkung und kann bei viel Sekret genutzt werden oder zur besseren Auspolsterung zwischen Hals und Kanülenschild (Alsunaid et al., 2021; Krause, 2013; Wilpsbäumer et al., 2015).

Merke

Kompressen dürfen nicht selbst eingeschnitten werden, da die Fusselbildung zur Aspiration von Textilfäden führen kann (McGrath, 2014; Sandhu & Nouraei, 2015).

Ein Wechsel der Trachealkompresse sollte je nach Sekretionsmenge, aber mindestens einmal täglich erfolgen (Sandhu & Nouraei, 2015; Schneider-Stickler, 2018).

Hautschutzprodukte:
Zusätzlich sollte in der Versorgung ein Langzeithautschutz in der Tracheostomaumgebung angewendet werden, um feuchtigkeitsassoziierte Schäden zu vermeiden (Alsunaid et al., 2021; Dawson, 2014; Rouse & Davidson, 2008). Hierzu eignen sich flüssige, alkoholfreie Produkte, die schnell trocknen und einen atmungsaktiven Film auf der Haut bilden (Schneider-Stickler, 2018). Da es eine Vielzahl an Produkten und Herstellern gibt, sind hier die Empfehlungen des eigenen Klinikums einzuhalten.

Kanülenhaltebänder:
Schlecht sitzende oder verschmutzte Kanülenhaltebänder können ebenfalls zu Hautirritationen beitragen, daher sollten diese mindestens einmal pro Schicht auf einen korrekten Sitz überprüft und bei Verschmutzung gewechselt werden (Fissahn et al., 2017).

Empfehlung

Darauf achten, dass der Klettverschluss nach außen zeigt, da sonst durch den rauen Stoff Hautverletzungen auftreten können.

3.3 Wundversorgung

Die Wundversorgung bei einem Tracheostoma ist durch das ärztliche Team anzuordnen. Neu angelegte oder noch nicht abgeheilte Tracheostoma, können als frische Operationswunden betrachtet werden und sind somit aseptisch zu versorgen (Keller, 2021; Suger-Wiedeck et al., 2013). Als wichtige Maßnahme für eine individuelle Wundversorgung ist auch hier eine kontinuierliche Wundbeschreibung (Wundrand, -grund, peristomaler Hauzustand, Infektion, Blutungen und Besonderheiten) durchzuführen (Schneider-Stickler, 2018). Komplikationen der Wundheilung können in Form von Druckulzera, Mazerationen, Infektionen, Hypergranulation und ausgerissenen Nähten auftreten (Keller, 2021; Koizumi et al., 2021). Um die Bakterienbelastung und die lokale Ausbreitung von Infektionen zu verringern, wird meist eine Behandlung mit antimikrobiellen Verbänden empfohlen.

Hier können je nach Empfehlungen des eigenen Klinikums beispielsweise medizinischer Honig, PvP-Iod, Produkte aus Carboxymethylcellulose, welche mit ionischem Silber imprägniert sind (Aquacel® Ag), oder Produkte mit hydrophober Beschichtung aus Dialkylcarbamoylchlorid (Cutimed® Sorbact®) genutzt werden (Alsunaid et al., 2021; Bua et al., 2017; Chadwick & Ousey, 2019; Swanson et al., 2022). Die Behandlung einer Hypergranulation muss individuell abgewogen werden, da aktuell kein Konsens über die wirksamste Behandlungsmethode besteht (Brown, 2022). In manchen Bereichen werden ätzende Produkte wie Silbernitratstäbchen verwendet, um die Hypergranulation durch Verätzung des Gewebes zu reduzieren. Die Anwendung kann allerdings Nachteile wie z. B. Schäden im Wundbereich, verstärkte Schmerzen, potentielle Gewebenekrosen oder Infektionen verursachen (Jaeger et al., 2016; Rollins, 2000). In manchen Fällen ist ein »Abwarten« die beste Methode, da die Hypergranulation sich spontan auflösen kann, während die Wundheilung ohne Komplikationen verläuft (Brown, 2022).

Feuchte Wundverbände können bei der Wundversorgung durch z. B. ausgerissene Nähte vorteilhaft sein, müssen jedoch individuell abgewogen werden (Tsunezuka et al., 2005; Yue et al., 2019).

3.4 Dekubitusprophylaxe

Bei Betroffenen, die eine Tracheotomie erhalten haben, bestehen oft bereits mehrere Risikofaktoren für die Entwicklung eines Dekubitalulzera in der Hautumgebung eines Tracheostoma. Zu diesen zählen eine eingeschränkte Mobilität, Mangelernährung, sensorische Einschränkungen, die Nähe des Kanülenschildes zu den knöchernen Vorsprüngen der Schlüsselbeine, Feuchtigkeit und mechanische Reizung (O'Toole et al., 2017). Die Positionierung der Trachealkanüle kann bei nicht korrekter Lage eine schlechte Druckverteilung in der Trachea und Tracheostomaumgebung verursachen, was zu Dekubitalulzera führen kann (Wollina & Pabst, 2018). Die Hauptrisikofaktoren sind die mechanische Reizung, Trachealsekret und ein nicht korrekter Cuff-Druck.

Hydrophile Wundverbände können die Häufigkeit von Druckverletzungen verringern und zu kürzeren Wundheilungsphasen sowie weniger Verbandswechseln führen (Moser et al., 2022; Tsunezuka et al., 2005; Yue et al., 2019). Bei Dekubtialulzera, die innerhalb der Trachea auftreten, muss die Versorgung von ärztlicher Seite übernommen werden.

Die wichtigsten präventiven Maßnahmen geordnet nach Risikofaktoren sind (▶ Tab. 3.1):

Tab. 3.1: präventive Maßnahmen nach Risikofaktoren

Risikofaktoren	Maßnahmen		
Mechanische Reizung	Kontinuierliche Hautbeobachtung (mind. 1x pro Schicht)	Individuell angepasste Druckentlastung	
Trachealsekret	Kontinuierliche Hautbeobachtung (mind. 1x pro Schicht)	Hautumgebung reinigen (mind. 1x pro Schicht)	Adäquates Sekretionsmanagement (▶ Kap. 4)

Tab. 3.1: präventive Maßnahmen nach Risikofaktoren – Fortsetzung

Risikofaktoren	Maßnahmen	
Cuff-Druck	Regelmäßige Cuff-Druck Kontrolle durchführen (▶ Kap. 5)	Druckentlastung durch z. B. Lageveränderung der Trachealkanüle

3.4.1 Unterscheidung Feuchtigkeitsassoziierte Dermatitis (FAD) und Dekubitalulzera

Auch bei einem Tracheostoma ist die Differenzierung zwischen einer FAD und einem Dekubitalulzera häufig Thema. Oftmals treten sie gemeinsam auf und sind nur schwer zu unterscheiden. Im Folgenden ein Vergleich zur Entscheidungsunterstützung (Dissemond et al., 2021):

Ursachen:
Die FAD entsteht durch Feuchtigkeit, wie z. B. Trachealsekret. Im Gegensatz dazu entsteht ein Dekubitalulzera durch Druck oder eine Kombination von Druck und Scherkräften.

Form und Ränder:
Die FAD zeichnet sich durch diffuse bis unregelmäßige Ränder aus. Bei einem Dekubitalulzera sind sie ausgeprägt und deutlich abgrenzbar.

Lokalisation:
Die FAD tritt häufig parastomal oder in der Umgebung des Tracheostomas auf. Ein Dekubitalulzera kann an verschiedenen Körperstellen auftreten, die Druck ausgesetzt sind.

Tiefe:
Die FAD ist in der Regel oberflächlich. Ein Dekubitalulzera kann oberflächlich beginnen, aber auch in tiefere Gewebeschichten vordringen.

Farbe:
Bei einer FAD zeigt sich eine diffuse Rötung, während ein Dekubitalulzera durch eine abgegrenzte Rötung gekennzeichnet ist.

Nekrose:
Bei einer FAD tritt keine Nekrose auf. Bei einem Dekubitalulzera sind Nekrosen möglich, besonders in fortgeschrittenen Stadien.

4 Modul 4: Sekretionsmanagement

Wie bereits in Modul 1 (▶ Kap. 1) beschrieben, verändert sich der physiologische Atemweg durch eine Tracheotomie/Laryngektomie. Dies verhindert die natürliche Erwärmung, Anfeuchtung und Filtration der Atemluft (Fissahn et al., 2017). Dadurch kann es zu einer erhöhten Sekretproduktion, starkem Hustenreiz, Austrocknung und infolgedessen, zu einer Verstopfung/Verlegung der Trachealkanüle kommen (Fissahn et al., 2017). Die Betroffenen sind anfälliger für Infekte und Entzündungen der Trachealschleimhaut (Fissahn et al., 2017).

Um Komplikationen vorzubeugen, sollte aus den oben genannten Gründen ein adäquates Sekretionsmanagement durchgeführt werden. Zu diesem zählen:

- Kontrolle des Flüssigkeitshaushaltes
- Mobilisation
- Trachealkanülenpflege (▶ Kap. 6, Modul 6)
- Atemwegsbefeuchtung
- Absaugen

4.1 Kontrolle des Flüssigkeitshaushaltes

Um einen Flüssigkeitsmangel vorzubeugen, sollte bei Personen mit Tracheostoma auf einen angemessenen Flüssigkeitshaushalt geachtet werden (Lopes da Costa et al., 2019). Dehydrierung kann zu Verdickung des Sekretes führen und stellt somit eine Gefahr eines Kanülenverschlusses dar (Morris et al., 2013).

4.2 Mobilisation

Ein weiterer Faktor, der zur Prävention von Komplikationen dient, ist die Mobilisierung (Morris et al., 2013). Die Art und Intensität hängen vom Zustand der Betroffenen ab. Jede Art der Bewegung unterstützt die Sekretmobilisierung (Morris et al., 2013). Bei der Mobilisation ist immer auf die Sicherung der Trachealkanüle zu achten (Wilkinson et al., 2015).

Die Betroffenen sollten dazu angehalten werden, ihr Sekret, wenn möglich, abzuhusten (Morris et al., 2013).

4.3 Atemwegsbefeuchtung

Pflegehinweis

Die Atemwegsbefeuchtung ist ein aktiver Prozess und stark vom Allgemein- und Sekretzustand abhängig. Jedes Sekretionsmanagament muss individuell an die Bedürfnisse der Betroffenen angepasst werden. Dabei können die unterschiedlichen Arten einzeln oder in Kombination angewendet werden. Zu beachten ist die Sekretbeschaffenheit, das Absauge Intervall, die Mobilität der Betroffenen, sowie der Flüssigkeitshaushalt. Eine regelmäßige Evaluation ist notwendig.

Die Atemwegsbefeuchtung kann in die aktive und passive Atemwegsbefeuchtung unterschieden werden. Im Folgenden werden beide Arten dargestellt:

4.3.1 Passive Atemwegsbefeuchtung

Der Einsatz einer passiven Atemwegsbefeuchtung in Form eines Heat and Moisture Exchanger (HME; und umgangssprachlich feuchte Nase) ist für spontanatmende Patienten und Patientinnen ab OP möglich (Fissahn et al., 2017). Sie kann dauerhaft genutzt und in Kombination mit der aktiven Befeuchtung angewendet werden (Lopes da Costa et al., 2019). Bei der Nutzung ist auf die Sekretbeschaffenheit zu achten, da weniger Flüssigkeit, als bei der aktiven Befeuchtung zugeführt wird (Nakanishi et al., 2019).

Die feuchte Nase besteht aus Schaumstoff oder Papier und wird auf den Kanülenausgang gesteckt. Sie übernimmt die Funktion der Befeuchtung, Anwärmung und Filtration der Einatemluft und dient zusätzlich als Atemwiederstand. Diese Funktionen gehen ohne feuchte Nase bei einer Tracheotomie verloren (Fissahn et al., 2017). Der frühe Einsatz reduziert das Risiko von Infektionen, Hypersekretion, Austrocknen und Borkenbildung (Fissahn et al., 2017).

Kontraindikationen (Roux et al., 2015):

- Bronchorrhoe
- Blutungen in den Atemwegen
- Dehydration
- Hypothermie

⚠ **Warnung**

Bei O2-Gabe (>3 l/min) fällt die Befeuchtung durch HMEs unterhalb der mindestens empfohlenen Werte (Brusasco et al., 2013). Bei O2-Gabe über 3 l/min sollte eine aktive Befeuchtung genutzt werden.

Pflegehinweis

Es gibt viele unterschiedliche Hersteller von HMEs. Meist können diese auf das Kanülenende gesteckt werden. Die HME sollte gerade und ohne Kraftaufwand aufgesteckt werden, da es sonst zu Verkantungen kommen kann, die das Entfernen der HME erschwert. Die Nutzungsdauer wird mit maximal 48 h beschrieben, sollte zusätzlich aber an der Sekretmenge und Verschmutzung der HME fest gemacht werden.

4.3.2 Aktive Atemwegsbefeuchtung

Bei der aktiven Befeuchtung wird eine höhere Feuchtigkeit der Einatemluft erreicht, als bei der Nutzung von HMEs (Nakanishi et al., 2019). Sie wird deshalb vor allem bei zähem und trockenem Sekret empfohlen (Fissahn et al., 2017). Es gibt hierbei die Möglichkeit der Warmluftbefeuchtung oder Kurzinhalation z.B. mit Kochsalzlösung (NaCL) oder sekretlösenden Medikamenten. Da es auch hier verschiedene Hersteller und Modelle gibt, ist die Anwendung der Geräte den Herstellerangaben zu entnehmen. Die Art und Häufigkeit müssen ärztlich angeordnet werden.

Warmluftbefeuchtung: Durch die Warmluftbefeuchtung wird die mukozilliäre Clearance verbessert und sorgt so langfristig für einen besseren Abtransport von Sekret (Birk et al., 2017). Sie kann als Langzeittherapie angewendet werden und ist insbesondere für Betroffene in der postoperativen Phase sinnvoll (Birk et al., 2017). Werden die Betroffenen mobiler, sollte abgewogen werden, ob eine HME in Kombination mit einer Kurzinhalation mit NaCL ausreichend ist, um die Autonomie und Mobilität der Betroffenen zu fördern.

Kurzinhalationen: Eine Dauerhafte Inhalation mit NaCl wird nicht empfohlen (Birk et al., 2017). Sie kann jedoch ergänzend als Kurzinhalation mit und ohne Zusatz von Medikamenten bei akuten Beschwerden sinnvoll sein (Lopes da Costa et al., 2019). Um den bestmöglichen Effekt zu erzielen, sollte über eine Tracheostomamaske bzw. mit einem T-Stück Adapter inhaliert werden (Fissahn et al., 2017).

4.4 Absaugen

Das Absaugen soll nur nach Indikation und ärztlicher Anordnung erfolgen (Fissahn et al., 2017). Diese können sein: niedrige Sauerstoffsättigung, Zyanose, hörbare oder sichtbare Sekretion (Blakeman et al., 2022; Lopes da Costa et al., 2019).

Vor dem Absaugen wird empfohlen zu inhalieren und mit Sauerstoff zu prä-Oxygenieren (Blakeman et al., 2022; Lopes da Costa et al., 2019). Der Vorgang sollte so steril wie möglich durchgeführt werden.

Es gibt offene und geschlossene Absaugsysteme. Beide können genutzt werden, um sicher und effektiv Sekret zu entfernen, die Art sollte dem Setting angepasst werden (Blakeman et al., 2022).

Zur Auswahl stehen zwei Formen von Absaugkathetern:

- Konventionell atraumatische: Abgerundete Spitze mit zwei Löchern an der Seite. Dieser Katheter wird ohne Sog eingeführt, um Verletzungen der Schleimhaut zu vermeiden (Fissahn et al., 2017).
- Atraumatische Integrale-Ring-Katheter: Dieser hat am unteren Katheterende einen Ring »aufgesetzt« und mehrere Löcher oberhalb des Rings. Er kann mit Sog eingeführt werden, da sich durch den Ring und die Löcher ein Luftkissen am unteren Ende bildet und so ein Ansaugen der Schleimhaut vermieden wird (Fissahn et al., 2017).

Während des Absauge-Vorgangs muss zum Eigenschutz vor Aerosolexposition Schutzkleidung getragen werden und sichergestellt sein, dass sowohl die Betroffenen, als auch die Durchführende Person vor Pathogenen geschützt werden (Schürze, Handschuhe, Maske und

Schutzbrille) (Blakeman et al., 2022; Lopes da Costa et al., 2019). Die Applikation von Kochsalzlösung (Lavage), ist veraltet und sollte während des Absaugens nicht mehr durchgeführt werden (Blakeman et al., 2022).

Als erster Schritt wird versucht das Sekret durch »hohes Absaugen« (Absaugen in der Trachealkanüle) erfolgreich zu entfernen, erst wenn dies nicht möglich ist sollte der Katheter tiefer eingeführt werden (Blakeman et al., 2022). Dies kann zu mehr Komplikationen, Verletzungen und Schmerzen führen. Um sicher zu gehen, dass der Absaugkatheter nicht über das Kanülenende eingeführt wird, kann an einer zweiten (identischen) Kanüle ein Absaugkatheter als Exemplar eingeführt werden und eine Markierung am Kanüleneingang gesetzt werden. Die ist sinnvoll, wenn der Pflegefachperson die Kanülenlänge nicht geläufig ist.

Pflegehinweis

- Der Absaugkatheter, sollte nicht mehr als 70% des Innenlumens der Kanüle verlegen
- Die Angaben des maximalen Absaugdruckes variieren in der Literatur stark. Es sollte ein negativer Wert zwischen 100 und 200 mmHg (-0,1 bis -0,26 bar) angestrebt werden (Blakeman et al., 2022; Pedersen et al., 2009; Shamali et al., 2019).
- Jeder einzelne Absauge-Vorgang sollte 15 Sekunden nicht überschreiten (Blakeman et al., 2022)
- Bei gefensterten Außenkanülen, muss vorsichtig abgesaugt werden, da sonst Verletzungen auftreten können (Fissahn et al., 2017)

Vorgehen:

Benötigtes Material richten:

- Katheter
- Absauggerät (zuvor auf Funktionalität überprüfen)
- Schutzausrüstung und Händedesinfektionsmittel

- Steriler Handschuh für die Katheter-führende Hand (Suger-Wiedeck et al., 2013)
- Sauerstoff und Sauerstoffmessgerät
- Mülleimer

Ablauf (McGrath, 2014):

- Patienten oder Patientin über Vorgehen informieren
- Absauggerät einschalten und Druck überprüfen
- Wenn notwendig Oxygenierung durchführen
- Aufsätze und ggf. Innenkanüle entfernen
- Absaugkatheter mit Gerät verbinden (Katheterspitze muss steril bleiben)
- Sog je nach Katheter-Art aufbauen. Nie gegen einen Widerstand absaugen. Beim Herausziehen den Katheter zwischen Daumen und Zeigefinger hin und her drehen (Fissahn et al., 2017)
- Patient oder Patientin während des Vorgehens beobachten (Hautfarbe, Reaktion des/der Betroffenen, Sauerstoffsättigung und Puls, abgesaugtes Sekret)
- Gebrauchter Katheter kann in den Handschuh der Katheter-führenden Hand eingewickelt und verworfen werden
- Nicht mehr als drei Absauge-Vorgänge hintereinander durchführen

5 Modul 5: Cuff-Druck

Es ist üblich, dass nach Anlage eines Tracheostomas oder einer Laryngektomie eine geblockte Trachealkanüle (mit Cuff) eingesetzt wird (McGrath, 2014). Als Cuff wird ein aufblasbarer Ballon bezeichnet (▶ Abb. 5.1, oben), der wie eine Manschette am Kanülenrohr befestigt ist und in aufgeblasenem Zustand den Raum zwischen Kanülenrohr und Trachea abdichtet (Fahl, 2018). Dabei schützt er die unteren Atemwege Großteils vor einer Aspiration (Fissahn et al., 2017; Prosiegel & Weber, 2018). Der Cuff ist mit einem Schlauchsystem verbunden, der am vorderen Ende der Trachealkanüle hinausführt und in einem Kontrollball endet (▶ Abb. 5.1, unten). Ist der Cuff aufgeblasen, ist auch der Kontrollball aufgeblasen, ist der Cuff abgelassen, ist auch im Kontrollball keine Luft. Am Ende des Kontrollballs befindet sich ein Ventil. An dieses Ventil passen ein Cuffdruckmanometer oder eine Spritze zum Befüllen.

Empfehlung/Tipp

Der Kontrollball sollte nur als grober Richtwert zur Befüllung des Cuffwertes genutzt werden. Der genaue Wert sollte immer mittels Cuffdruckmanometer (▶ Abb. 5.2) überprüft werden.

Der Kapillardruck der Trachealwand beträgt 25–35 mmHg (McGrath, 2014). Überschreitet der Cuffdruck den Kapillardruck kann es zu Druckulzerationen (▶ Kap. 3, Modul 3 Hautpflege) oder Tracheomalazie kommen, da die Durchblutung unterbrochen wird (McGrath, 2014). Aus diesem Grund wird ein Cuffdruck zwischen 15–25 cmH2O empfohlen (Fahl, 2018; Fissahn et al., 2017; McGrath, 2014).

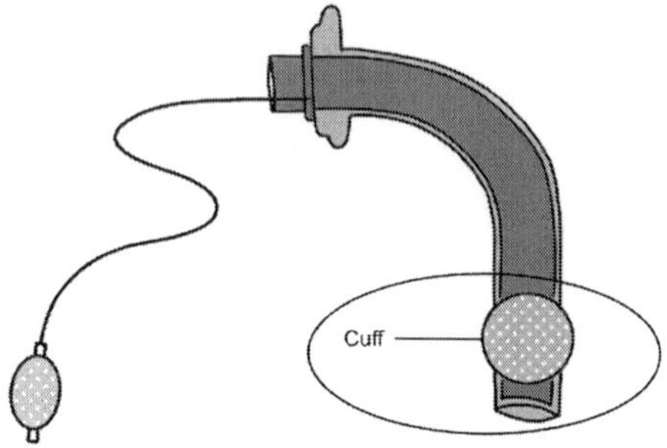

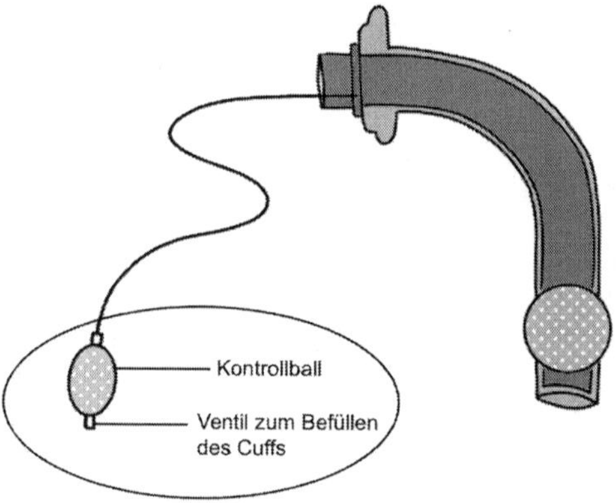

Abb. 5.1: Cuff (oben) und Cuff mit Kontrollball (unten)

Ein geblockter Cuff schützt die unteren Atemwege vor einer Aspiration, er kann jedoch auch einige Einschränkungen zur Folge haben (McGrath, 2014) :

- Sensibilitätsstörung im gecufften Bereich
- Reduzierter Hustenreiz
- Verlust der Stimmbildung

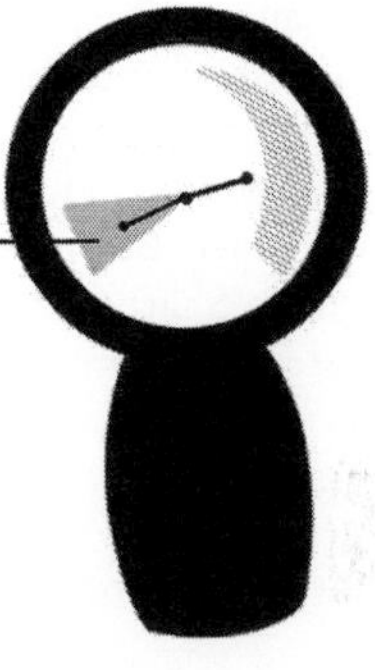

Abb. 5.2: Cuffdruckgerät

Bei einem inadäquaten Cuff-Management können einige Komplikationen auftreten (McGrath, 2014):

Zu hoher Cuff-Druck:

- Trachealstenose
- Tracheomalazie
- Tracheo-Ösophageale Fistel
- Fistel zum Truncus brachiocephalicus

Zu niedriger Cuff-Druck:

- Luft Leck mit Einfluss auf den Beatmungsdruck
- Bei HiLo (High volume low pressure/Niededruckcuff)-Cuff können Falten am Ballon entstehen, die zu Mikroaspiration führen. Dies kann eine nosokomiale Infektion nach sich ziehen.

Cuff-Arten (REHADAT, 2022):

- HiLo-Cuff:
  Auflagefläche zwischen Cuff und Trachealschleimhaut ist aufgrund der zylindrischen Form größer.

- Foam-Cuff (Schaumstoffgefüllt):
  Nach Einführen der Kanülen entfaltet sich der Schaumstoff mit dem Öffnen des Ventils. Durch mitgelieferte Spritze kann der Cuff wieder entblockt werden. Durch den Autocontrol-Konnektor wir der Cuff-Druck an die Beatmungssituation angepasst.
- TTS Cuff (Tight to Shaft Cuff):
  Blockung mit sterilisiertem Wasser. In entblocktem Zustand wirft das Cuff-Material keine Falten und führt somit zu weniger Reizungen.

Der gängigste Cuff auf Normalstation ist der HiLo Cuff.

Tab. 5.1: Durchführung Cuff-Management

Maßnahme	Durchführung
Cuff-Blocken	10/20 ml Spritze mit Luft befüllen Am Ventil des Kontrollballs ansetzen und Luft in den Cuff befüllen, Spritze entfernen Cuff-Druck mit Cuffdruckmanometer kontrollieren
Cuff-Entblocken	Leere 10/20 ml Spritze an Ventil des Kontrollballs ansetzten Luft mit Spritze aufziehen (mind. 10 ml) Spritze entfernen
Cuff-Kontrollieren	Durchführung mit einem Cuffdruckmanometer. Die Nadel sollte sich im grünen Bereich (15–25 cmH2O) befinden. Kontrolle mind. zweimal täglich und bei starker Lageveränderung erneut kontrollieren (z. B. Mobilisation) (Fahl, 2018; McGrath, 2014) Über die Pump-Funktion am Stil des Manometers kann der Cuff befüllt werden. Besser ist es, den Cuff mit einer Einwegspritze zu füllen, da die Menge so besser kontrolliert werden kann. Über einen (meist roten) Regler kann Luft aus dem Cuff gelassen werden, um in den angestrebten Bereich zu gelangen.

Warnung

Der Cuff schützt die unteren Atemwege weitestgehend. Es ist jedoch möglich, dass Wasser bzw. Flüssigkeiten durchsickern. Dies muss bei der Nahrungszufuhr berücksichtig und beobachtet werden (Winklmaier et al., 2005). Deshalb sollte kein Schlucktraining mit gefülltem Cuff durchgeführt werden (Kress, 2018).

6 Modul 6: Kanülenreinigung

Viele Trachealkanülen sind Produkte, die für die Nutzung an einer Person vorgesehen sind. Sie dürfen gereinigt/desinfiziert für dieselbe Person mehrfach genutzt werden (Richter & Sutarski, 2009). Aufgrund der vielen unterschiedlichen Kanülen-Hersteller, Materialien und Richtlinien muss für jede Kanüle in den Herstellerangaben nachgelesen werden, ob, und wie die Reinigung/Desinfektion und Wiederverwendung stattfinden kann (Kress, 2018). Ebenfalls ist zu berücksichtigen, dass in einigen Situationen trotz Reinigung eine neue, sterile Trachealkanüle genutzt werden sollte:

- Dilatatives Tracheostoma
- noch nicht abgeheiltes Tracheostoma
- Infiziertes Tracheostoma
- Rückstände an der Trachealkanüle, die sich nicht entfernen lassen

Es ist in die *Reinigung* (mechanisch mit Bürste und Reinigungsmittel) und *Desinfektion* (nach der Reinigung zur Beseitigung von Keimen) zu unterscheiden (Fissahn et al., 2017).

Die Reinigungsutensilien und Aufbewahrungsbehälter müssen ebenfalls gereinigt werden, um eine hygienische Reinigung und Lagerung der Trachealkanülen ermöglichen zu können (Kress, 2018).

Ein möglicher Ablauf der Reinigung kann wie folgt aussehen:

- Anlegen der Schutzausrüstung (Brille, Mundschutz und medizinische Handschuhe)
- Grobe Verschmutzung mit Wasser abspülen (Fahl, 2018)
- Trachealkanüle so Auseinanderbauen, dass alle Stellen gereinigt werden können. Auf Materialschäden überprüfen

- In die vom Hersteller empfohlene Reinigungslösung legen
- Mit Reinigungsbürste säubern (von der Kanülenspitze einführen)
- Mit Wasser gründlich abspülen
- Kanüle zum trocknen in einen sauberen Behälter, Lichtgeschützt, staubfrei und trocken lagern (Fahl, 2018)

7 Modul 7: Kanülenwechsel

Merke

Der Trachealkanülenwechsel ist eine ärztliche Tätigkeit, die jedoch schriftlich an erfahrene Pflegefachpersonen delegiert werden kann (Fissahn et al., 2017).

Trachealkanülenwechsel stehen oft in Verbindung mit Ängsten. Sowohl bei den Betroffenen, als auch beim medizinischen Personal (Bowers & Scase, 2007). In der Regel sind Trachealkanülenwechsel komplikationslos möglich, wenn es jedoch zu einem Notfall kommt, sind diese meist lebensgefährlich (McGrath, 2014). Deshalb sollten vor dem Wechsel alle benötigten Materialien zurechtgelegt werden und ein Notfallwagen einsatzbereit in der Nähe stehen. Ist bekannt, dass der Trachealkanülenwechsel mit Komplikationen verbunden ist, sollte der/die zuständige Arzt/Ärztin hinzugezogen werden (McGrath, 2014). Generell sollte ein Trachealkanülenwechsel nur Indikationsbezogen stattfinden und nicht zu festgelegten Zeiten (Fissahn et al., 2017). Jedoch ist ein elektiver Wechsel komplikationsloser als ein notfallmäßiger.

Elementar vor einem Trachealkanülenwechsel ist die Information der Betroffenen über den Vorgang und wenn möglich über den geplanten Zeitpunkt (McGrath, 2014). Dann können sich die Betroffenen emotional vorbereiten und erleben den Wechsel als weniger belastend (Nakarada-Kordic et al., 2018). Um einen möglichst sicheren Kanülenwechsel zu gewährleisten, wird ein Wechsel mit zwei Personen empfohlen. Beim Wechsel ist die Basishygiene zu beachten. Der Trachealkanülenwechsel stellt eine aerosolbildende Intervention dar, weshalb das Tragen einer FFP2 Maske und Schutzbrille empfohlen wird. Nur bei einem noch nicht abgeheilten oder infizierten Tracheostoma ist ein steriles Vorgehen notwendig (Mitchell et al., 2013).

Der erste Kanülenwechsel nach Tracheostoma Anlage sollte aufgrund der Wundheilung frühstens zwischen dem 3. und 7. Postoperativen Tag erfolgen (McGrath, 2014). Bei komplikationslosen Tracheostoma-Anlagen kann ein früherer Wechsel zu Schulungszwecken in Betracht gezogen werden. Muss jedoch ärztlich angeordnet werden.

7.1 Indikationen

- Wechsel aufgrund der maximal vom Hersteller empfohlenen Liegedauer (McGrath, 2014)
- Prävention von Granulationen an der Trachealkanüle (White et al., 2010)
- Änderung der Trachealkanülengröße (White et al., 2010)
- Änderung der Trachealkanülenart (White et al., 2010)
- Defekte Trachealkanüle (z. B. Defekter Cuff)
- Dislozierte Trachealkanüle
- Verlegung der Atemwege durch Sekretrückstände im Kanülenrohr

7.2 Wechselintervalle

Empfehlung

Die Wechselintervalle müssen individuell angepasst werden. Die Herstellerangaben sollten aus hygienischer Sicht und aufgrund der möglichen Komplikationen abgewogen werden (Lopes da Costa et al., 2019; Richter & Sutarski, 2009).

Art	Empfohlenes Wechselintervall
Kanülen mit Innenkanüle, Sprechkanülen	Täglich, mindestens alle drei Tage (Morris & Afifi, 2010; Richter & Sutarski, 2009)
Geblockte Trachealkanülen	Aus hygienischen Gründen nach acht bis zehn Tagen (Richter & Sutarski, 2009)
Perkutane dilatative Tracheotomie	10–14 Tage (Richter & Sutarski, 2009)
Einlumige Silikonkanüle bei Laryngektomie	Täglich

7.3 Benötigtes Material (McGrath, 2014)

- Benötigte Trachealkanüle in passender Größe und nächstkleinere Größe für Notfälle griffbereit halten
- Einsatzbereites Absauggerät mit passendem Zubehör
- O_2-Gerät

- Cuff-Druckmanometer
- Spekulum
- 10/20 ml Spritze
- Handschuhe
- Gleitmittel auf Wasserbasis
- 0,9 % NaCl
- Schlitzkompressen
- Hautschutz
- Wundantiseptikum
- Trachealkanülen-Fixationsband
- Watteträger/Kugeltupfer Groß

7.4 Richten der Trachealkanüle

- Bei blockbaren Kanülen muss der Cuff-Druck durch kurzes (ca. 10-sekündiges) blocken (vor dem Einsetzen) auf Dichtigkeit überprüft werden.
- CAVE: bei verstellbaren Trachealkanülen muss auf die korrekte Einstellung der Länge geachtet werden.
- Bei Trachealkanülenwechseln in aufrechter Position, kann es von Vorteil sein, die Haltebänder bereits an der Kanüle anzubringen. Bei zweiteiligen Bändern an jeder Seite der Kanüle ein Bandteil. Auf die Herstellerangaben der Bänder achten.
- Um Manipulationen nach dem Einsetzen der Kanüle zu reduzieren, kann es sinnvoll sein, die Schlitzkompresse zuvor anzubringen.
- Auf distalem Ende der Kanüle dosiert Gleitmittel anbringen (Achtung: Aspirationsgefahr).

7.5 Durchführung geblockte Trachealkanüle

Vor dem Wechsel werden Patient oder Patientin erneut über den Wechsel und die geplanten Schritte informiert. Insbesondere bei geblockten Trachealkanülenwechseln ist das Vorgehen mit zwei Personen einfacherer und sicherer. Beschrieben wird das Vorgehen Schritt für Schritt. In der Zusammenfassung am Ende des Kapitels (▶ Kap. 7.6) ist eine mögliche Einteilung für die Durchführung mit zwei Personen gekennzeichnet. Die neue gerichtete Trachealkanüle wird griffbereit zurechtgelegt. Wer, welchen Schritt des Wechsels durchführt, wird zu Beginn festgelegt, um Missverständnisse zu vermeiden.

Empfehlung/Tipp

Das Entblocken, Blocken, Entfernen und Einführen der Trachealkanüle können zu einem Hustenreiz führen. Aus diesem Grund ist es sinnvoll möglichst bei allen Tätigkeiten leicht seitlich neben dem Patient oder der Patientin zu stehen.

Vor dem Wechsel wird der Allgemeinzustand begutachtet (Atmung, Sekretion und Sauerstoffsättigung). Muss abgesaugt werden, können Ventile/Aufsätze/HMEs jeglicher Art zuvor entfernt werden. Nach Modul 4 (▶ Kap. 4) Absauge-Vorgang durchführen.

Meistens liegen in neuen Verpackungen von Trachealkanülen Führungsstäbe bei, diese können das Einführen der Trachealkanüle gegebenenfalls erleichtern. Vor allem, wenn die anatomischen Verhältnisse nicht der Form der Trachealkanüle entsprechen. Dieser sollte deshalb griffbereit gehalten werden.

Das Halteband der Trachealkanüle öffnen und die Kanüle fixieren, da sie nun bei einem Hustenstoß ausgehustet werden könnte.

Relativ zügig sollte nun der Cuff entblockt (▶ Kap. 5, Modul 5) und falls notwendig angesammeltes Sekret oberhalb des Cuffs abgesaugt werden (Dazu den Absaugekatheter bis zum Ende der Trachealkanüle schieben, damit das Sekret nicht in die Trachea/Lunge fließen kann).

Das Entfernen der Trachealkanüle ist für die Betroffenen während der Ausatmung am angenehmsten. Vor dem Entfernen der Trachealkanüle, sollten sie zur Vorbereitung einmal Ein- und Ausatmen können.

Die entfernte Kanüle wird in ein Gefäß beiseitegelegt. Nun werden ein Handschuhwechsel und eine Händedesinfektion durchgeführt. Im Anschluss wird das Tracheostoma begutachtet. Je nach Dauer der Anlage und Situation wird die Hautpflege (▶ Kap. 3, Modul 3) durchgeführt.

Die zuvor neu gerichtet Trachealkanüle wird nun im 45°-Winkel an den Tracheostomaeingang gesetzt und vorsichtig in das Stoma hineingeführt (▶ Abb. 7.1, links). Dabei »korrigiert« man den 45°-Winkel auf einen 0°-Winkel, je weiter man in das Stoma einführt (▶ Abb. 7.1, rechts und ▶ Abb. 7.2). Durch diese Rotation soll das Reiben an der hinteren Trachealwand verhindert werden. Dort verläuft das Nervengeflecht des Nervus Vagus und kann bei Irritation einen Vagusreiz auslösen. Dies würde eine Notfallsituation auslösen und sollte in jedem Fall vermieden werden. Das Einführen der neuen Kanüle ist für die Betroffenen während der Einatmung angenehmer. Hier sollte das gleiche Vorgehen, wie beim Entfernen der Trachealkanüle angewendet werden. Auf korrekten Sitz der Kanüle achten (endoskopisch sichern oder auf Abwehrzeichen wie andauernder Hustenreiz/Dyspnoe achten).

Im Anschluss den Cuff blocken und eine Cuffdruckkontrolle durchführen (▶ Abb. 7.3) (vgl. ▶ Kap. 5, Modul 5). Um das Herausrutschen der Trachealkanüle zu vermeiden, muss die eingeführte Kanüle bis zum Schließen der Haltebänder mit einer Hand fixiert werden. Das Befestigen der Haltebänder kommt auf die Art an (einteilig oder zweiteilig, spezielle Anfertigungen, die mit der Kanüle kompatibel sind (Clips zum Einhaken)).

Benötigte Ventile/Aufsätze oder HME anbringen. Falls nicht schon beim Richten der Trachealkanüle angebracht, eine neue Schlitzkompresse zwischen Kanüle und Halshaut anbringen.

Im Anschluss muss der Trachealkanülenwechsel in das verwendete Dokumentationssystem eingetragen werden. Wichtige Dokumentationspunkte sind:

- Art und Größe der eingesetzten Trachealkanüle
- Datum und Uhrzeit
- Besonderheiten beim Wechsel (z.B. Blutungen, Schwierigkeiten beim Wechsel, Emotionale Lage der Patienten...)

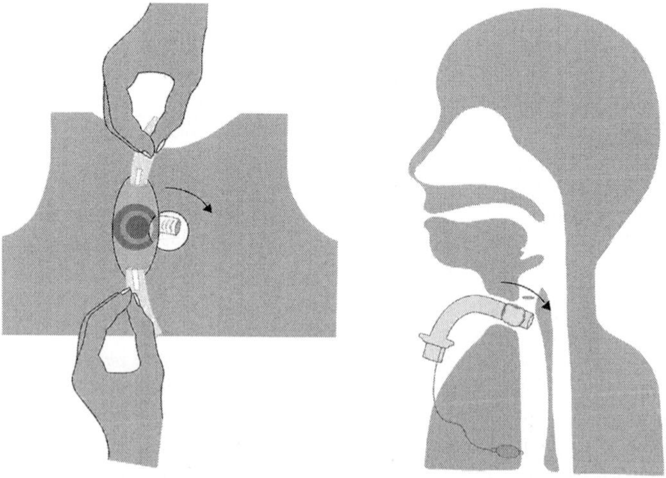

Abb. 7.1: Einsetzen der Trachealkanüle in einem 45 Grad-Winkel (links) und entblockte Trachealkanüle in Seitenansicht (rechts)

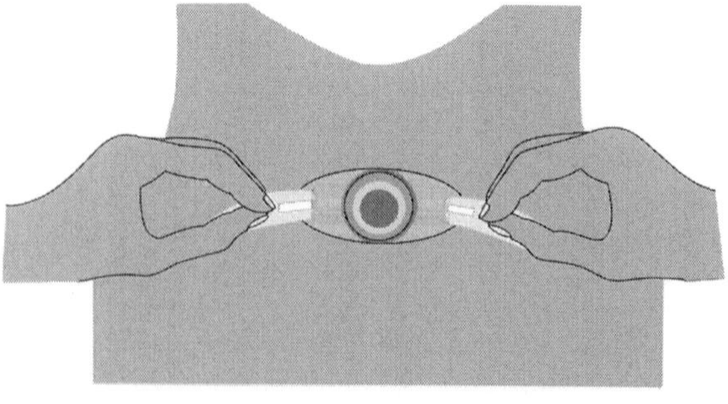

Abb. 7.2: Eingesetzte Trachealkanüle in einem Winkel von 0 Grad

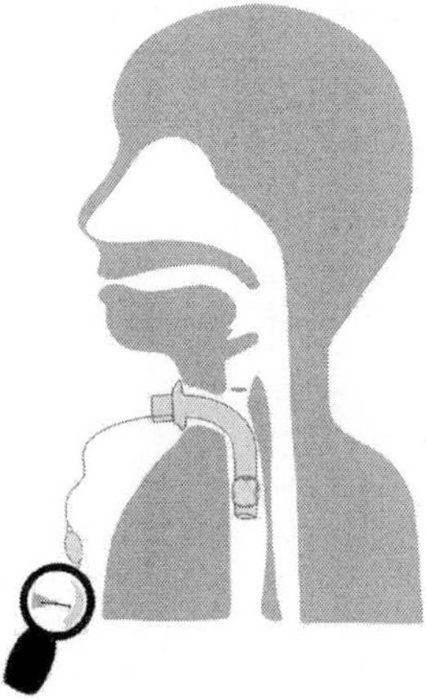

Abb. 7.3: Cuff blocken und kontrollieren

> **Empfehlung/Tipp**
>
> Bei einem Dilatationstracheostoma oder einem noch instabilen Tracheostoma kann ein Führungsstab genutzt werden. Zusätzlich kann der Stomakanal mittels eines Spekulums offengehalten werden. Bei einem Dilatationstracheostoma sollte ein Wechsel nach 14 Tagen stattfinden, bei Komplikationen frühstens jedoch nach 7 Tagen (Sakowitz & Kress, 2018). In der Nähe muss ein Intubationswagen stehen und die Anästhesie sollte auf Abruf für eine Intubation hinzugezogen werden können (Sakowitz & Kress, 2018).

7.6 Durchführung ungeblockte Trachealkanüle

Vor dem Wechsel werden Patient oder Patientin erneut über den Wechsel und die geplanten Schritte informiert. Die neue gerichtete Trachealkanüle wird griffbereit zurechtgelegt.

Empfehlung/Tipp

Das Entfernen und Einführen der Trachealkanüle können zu einem Hustenreiz führen. Aus diesem Grund ist es sinnvoll möglichst bei allen Tätigkeiten leicht seitlich neben dem Patient oder der Patientin zu stehen.

Vor dem Wechsel wird der Allgemeinzustand begutachtet (Atmung, Sekretion und Sauerstoffsättigung). Muss abgesaugt werden, können Ventile/Aufsätze/HMEs jeglicher Art zuvor entfernt werden. Nach Modul 4 (▸ Kap. 4) Absauge-Vorgang durchführen.

Meistens liegen in neuen Verpackungen von Trachealkanülen Führungsstäbe bei, diese können das Einführen der Trachealkanüle gegebenenfalls erleichtern. Vor allem, wenn die anatomischen Verhältnisse nicht der Form der Trachealkanüle entsprechen. Dieser sollte deshalb griffbereit gehalten werden.

Das Halteband der Trachealkanüle öffnen und die Kanüle fixieren, da sie nun bei einem Hustenstoß ausgehustet werden könnte.

Das Entfernen der Trachealkanüle ist für die Betroffenen während der Ausatmung am angenehmsten. Vor Entfernen der Trachealkanüle, sollten sie zur Vorbereitung einmal Ein- und Ausatmen können.

Die Entfernte Kanüle wird in ein Gefäß beiseitegelegt. Nun werden ein Handschuhwechsel und eine Händedesinfektion durchgeführt. Im Anschluss wird das Tracheostoma begutachtet. Je nach Dauer der Anlage und Situation wird die Hautpflege (▸ Kap. 3) durchgeführt.

Die zuvor neu gerichtet Trachealkanüle wird nun im 45°-Winkel an den Tracheostomaeingang gesetzt und vorsichtig in das Stoma hineingeführt (▶ Abb. 7.4, links). Dabei »korrigiert« man den 45°-Winkel auf einen 0°-Winkel je weiter man in das Stoma einführt (▶ Abb. 7.4, rechts und ▶ Abb. 7.5). Durch diese Rotation soll das Reiben an der hinteren Trachealwand verhindert werden. Dort verläuft das Nervengeflecht des Nervus Vagus und kann bei Irritation einen Vagusreiz auslösen. Dies würde eine Notfallsituation auslösen und sollte in jedem Fall vermieden werden. Das Einführen der neuen Kanüle ist für die Betroffenen während der Einatmung angenehmer. Hier sollte das gleiche Vorgehen, wie beim Entfernen der Trachealkanüle angewendet werden. Auf korrekten Sitz der Kanüle achten (endoskopisch sichern oder auf Abwehrzeichen wie andauernder Hustenreiz/Dyspnoe achten).

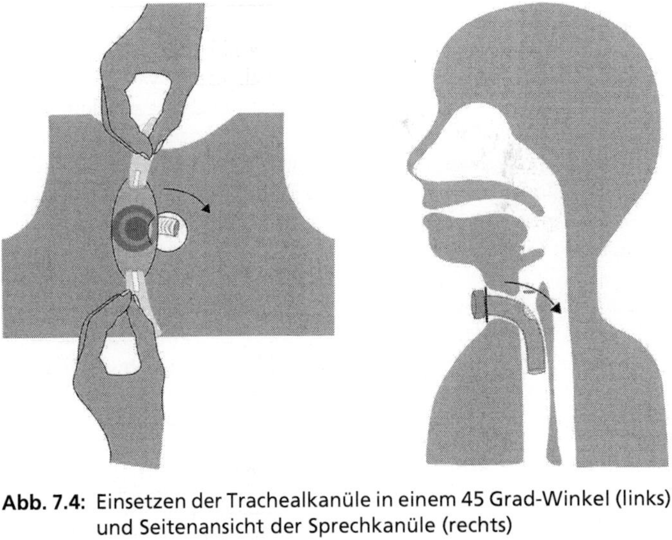

Abb. 7.4: Einsetzen der Trachealkanüle in einem 45 Grad-Winkel (links) und Seitenansicht der Sprechkanüle (rechts)

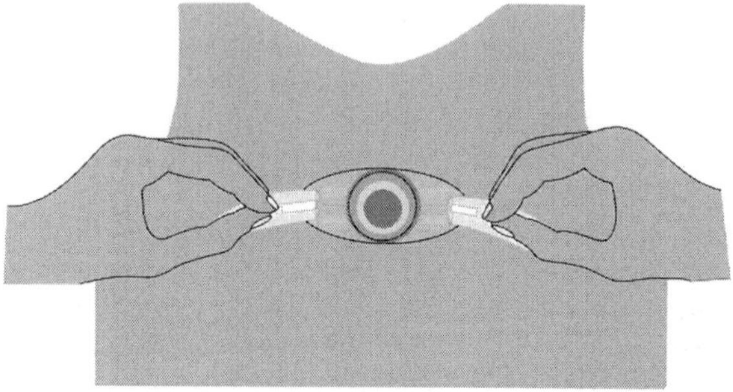

Abb. 7.5: Eingesetzte Trachealkanüle in einem Winkel von 0 Grad

Um das Herausrutschen der Trachealkanüle zu vermeiden, muss die eingeführte Kanüle bis zum Schließen der Haltebänder mit einer Hand fixiert werden. Das Befestigen der Haltebänder kommt auf die Art an (Einteilig oder zweiteilig, spezielle Anfertigungen, die mit der Kanüle kompatibel sind (Clips zum Einhaken)).

Benötigte Ventile/Aufsätze oder HME anbringen. Falls nicht schon beim Richten der Trachealkanüle angebracht, eine neue Schlitzkompresse zwischen Kanüle und Halshaut anbringen.

Im Anschluss muss der Trachealkanülenwechsel in das verwendete Dokumentationssystem eingetragen werden. Wichtige Dokumentationspunkte sind:

- Art und Größe der eingesetzten Trachealkanüle
- Datum und Uhrzeit
- Besonderheiten beim Wechsel (z. B. Blutungen, Schwierigkeiten beim Wechsel, Emotionale Lage der Patienten…)

Empfehlung/Tipp

Jeder Trachealkanülenwechsel muss für alle Berufsgruppen ersichtlich dokumentiert werden.

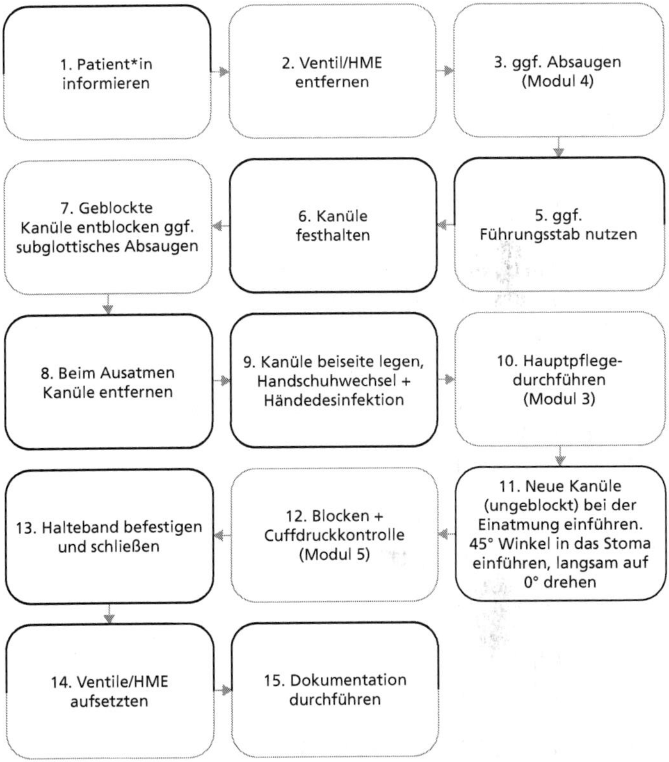

Abb. 7.6: Zusammenfassung Trachealkanülenwechsel in Schritten (Schwarz Person 1, Grau Person 2)

8 Modul 8: Notfallmanagement und Komplikationen

Als Notfallsituation werden Situationen definiert, in denen es ohne Intervention zum Tod oder massiven Schäden der Betroffenen kommen kann. Dazu zählen Störungen der Atmung, des Bewusstseins und des Kreislaufs (Fissahn et al., 2017). Bei Betroffenen mit einem Tracheostoma ist häufig die Atmung ein Auslöser für eine Notfallsituation. Komplikationen können durch die regelmäßigen und individuell angepassten Maßnahmen aus den vorangegangenen Modulen reduziert werden. Sollte es doch zu einem Notfall kommen, ist es wichtig alle notwendigen Utensilien zur Tracheostomaversorgung funktionstüchtig und einsatzbereit in der Nähe zu haben. Mögliche Notfälle sind:

8.1 Neue Trachealkanüle kann nicht eingeführt werden

Es sollte auf keinen Fall versucht werden eine neue Trachealkanüle mit Gewalt einzuführen. In den meisten Fällen kann eine Trachealkanülengröße kleiner problemlos eingeführt werden. Im äußersten Notfall kann versucht werden das Tracheostoma durch einen Spekulum, einen Führungsdraht oder eine Fiberoptik offen zu halten (McGrath, 2014). Ein Spekulum sollte nur durch erfahrene Pflegefachpersonen eingeführt werden, weil dadurch auch Komplikationen entstehen können (Fistel oder Blutungen) (McGrath, 2014). Wichtig ist, dass die Betroffenen ausreichend Sauerstoff erhalten, hierbei ist die Tracheostomaanlageart zu beachten. In jedem Fall sollte das ärztliche Team hinzugezogen werden.

8.2 Infektionen

Oftmals werden diese durch eine permanente Sekretion, eine mechanische Reizung der Kanüle an der Haut, eine Unverträglichkeit des Materials, sowie Speiseresten die parastomal ausgetreten sind ausgelöst (Richter & Sutarski, 2009). Anzeichen für Infektionen können sein:

- Gerötete Umgebung des Tracheostomas
- Verändertes Sekret in Farbe und Geruch
- Vermehrte Sekretion

Tritt eine Infektion auf, ist herauszufinden, welches der Auslöser ist und diesen zu vermeiden. Z.B. Materialwechsel, Hautpflege (▶ Kap. 3, Modul 3) an Sekretion anpassen, Sekretionsmanagement an Situation anpassen (▶ Kap. 4, Modul 4).

8.3 Blutungen

Blutungen können in unterschiedlich starker Intensität auftreten. Starke Blutungen aus dem Tracheostoma können schnell lebensbedrohlich werden, da die Quelle häufig schwer auszumachen ist und eine Blutaspiration stattfinden kann (Richter & Sutarski, 2009). Anzeichen einer Blutung sind das Absaugen von blutigem Sekret, sowie sichtbare Blutungen aus Mund und Nase. Bei auftretenden Blutungen sollte eine endoskopische Untersuchung durch einen Arzt oder eine Ärztin stattfinden.

Als Sofortmaßnahme, sollte (falls nicht bereits eingesetzt) eine geblockte Trachealkanüle eingesetzt und überblockt werden. Eine digitale Kompression des Sternums kann ggf. blutende Gefäße komprimieren (Richter & Sutarski, 2009). Das Absaugen des Blutes kann zu einer besseren Übersicht beitragen und eine leichtere Dokumentation der Menge an verlorenem Blut ermöglichen.

8.4 Fistelbildung

Fisteln können durch Verletzungen der Trachea, Druckulzerationen durch einen Cuff oder durch lokale Infektionen entstehen (Richter & Sutarski, 2009). Anzeichen für eine Fistel sind Blockungsprobleme, Nahrungsreste, welche parastomal abgesaugt werden können, sowie eine vermehrte Sekretion. Meist ist eine chirurgische Intervention notwendig. Als Schutzmaßnahme sollte eine geblockte Trachealkanüle eingesetzt werden (Richter & Sutarski, 2009).

8.5 Kanülen Dislokation

Bei einem chirurgischen Tracheostoma ist diese durch einen Kanülenwechsel meist einfach zu beheben. Bei einer dilatativen Tracheotomie, kann eine Intubation (bei schlechter Sättigung und Atmung) notwendig werden, um dann eine Replatzierung vornehmen zu können (Richter & Sutarski, 2009).

8.6 Atemnot

Diese kann durch Borken, Sekret, Schwellungen, Fremdkörper etc. entstehen und stellt eine akute Lebensgefahr dar. Im Folgenden wird ein mögliches Vorgehen in der Notfallsituation geschildert (Fissahn et al., 2017):

Als ersten Schritt sollten die Ersthelfenden den Oberkörper der betroffenen Person in eine aufrechte Position bringen. Jegliche Aufsätze auf der Trachealkanüle sollen entfernt werden. Nach Modul 4 (▶ Kap. 4) Trachealkanüle absaugen. Ist dies nicht möglich, oder tritt danach keine Besserung ein, muss der Cuff entblockt und/oder ein Trachealkanülenwechsel durchgeführt werden (▶ Kap. 7, Modul 7). Tritt danach keine Besserung ein, muss beatmet werden und ein Arzt oder eine Ärztin hinzugezogen werden.

Empfehlung/Tipp

Bei Personen mit einem Tracheostoma sollte eine Beatmung über die Trachealkanüle und verschlossenem Mund/Nase erfolgen. Bei Personen mit einer Laryngektomie muss eine Beatmung über die Trachealkanüle erfolgen (Fissahn et al., 2017). Eine suffiziente Beatmung kann nur über eine geblockte Trachealkanüle erfolgen.

9 Edukation zur Versorgung des Tracheostomas und Entlassungsmanagement

Nach dem statistischen Bundesamt wurden im Jahr 2022, 29743 Tracheotomien, 14392 permanente Tracheotomien, sowie 1011 Laryngektomien durchgeführt (Destatis, 2022). Dabei werden die meisten Anlagen im Alter zwischen 65 und 80 durchgeführt (Destatis, 2022). Es ist davon auszugehen, dass mit dem zunehmenden Alter der Betroffenen auch ein erhöhter Pflegebedarf notwendig werden wird. Immer häufiger werden Betroffene Hilfe von Anderen in Anspruch nehmen müssen. Um einer Minderversorgung, bspw. durch den Pflegemangel, vorzubeugen, ist eine Eigenständigkeit der Betroffenen beziehungsweise deren Angehörigen anzustreben. Zudem steigen die Versorgungskosten von Personen mit Tracheostoma im häuslichen Bereich explosiv an, was vor allem durch die steigende Anzahl, von ca. 1000 Fällen im Jahr 2005 auf 15000–30000 Fällen im Jahr 2017, zu begründen ist (Hausärzteverband eV, für Intensivmedizin, Deutsche Interdisziplinäre Vereinigung, VPK & Deutsche Gesellschaft für Pneumologie und Beatmungsmedizin, 2017). Durch den zu erwartenden Pflegemangel und die damit verbundene Minderversorgung, lässt sich eine wachsende Zahl an Wiedereinlieferungen von Personen mit Tracheostoma mit Komplikationen vermuten. Um dies zu vermeiden, bzw. präventiv entgegenzuwirken, sollte bereits im Akutsetting mit Schulungen begonnen werden (Loerzel, Crosby, Reising & Sole, 2014). Durch eine strukturierte Schulung soll den Betroffenen ein Gesundheitsverhalten vermittelt werden. Dabei geht es nicht nur um das Erlernen der Handhabung und Krankheitswahrnehmung, sondern vor allem um die Ausbildung von Partizipation und Empowerment. Auch und vor allem durch die Erneuerung des KrPflG 2003 im Hinblick auf die Salutogenese rückt die Patientenautonomie immer stärker in den Mittelpunkt jeden pflegerischen Handelns. Schulungen bei anderen chronischen Krankheiten konnten im weiteren Verlauf einen Benefit für die Betroffenen aufweisen (Löser-Priester, 2005).

Durch das Sozialgesetzbuch (SGB) unterliegt das Krankenhaus einigen Vorgaben die bezüglich Personen mit Tracheostoma zu erfüllen sind. Nach SBG V § 39 Absatz 1 ist das Krankenhaus im Rahmen des Versorgungsvertrages verpflichtet, für die medizinische Versorgung, Krankenpflege sowie die Versorgung mit Arznei-, Heil- und Hilfsmitteln zu sorgen. Zudem umfasst die Krankenhausbehandlung ein Entlassmanagement, welches eine sektorenübergreifende Versorgung reibungslos ermöglichen soll. Nach SGB V § 43 kann die Krankenkasse wirksame und effiziente Patientenschulungsmaßnahmen für chronisch Kranke; Angehörige und ständige Betreuungspersonen anbieten, wenn dies aus medizinischen Gründen erforderlich ist. Zudem besteht nach SGB XI § 7a und § 45 ein Anspruch auf eine Pflegberatung oder Kurse für Betroffene und Angehörige oder ehrenamtliche Pflegepersonen.

Die Schulung von Personen mit Tracheostoma steht aufgrund des Personalmangels meist nicht an erster Stelle führt so allerdings zu Unsicherheiten bei der Entlassung.

Ist die Tracheostoma Anlage auch nach dem Klinikaufenthalt notwendig, muss die Weiterversorgung vor Entlassung geklärt sein. Die Edukation der Betroffenen, sowie deren An- und Zugehörigen spielt eine entscheidende Rolle für die Weiterversorgung. Die Operation ist ein enormer Eingriff in das Leben der Betroffenen und beeinflusst, wie zuvor beschrieben viele unterschiedliche Lebensbereiche. Zu den neuen Aufgaben, kommen die Angst und Berührungsängste in Verbindung mit diesen neuen Aufgaben, sowie vor der Ungewissen Situation.

Die zuvor beschriebenen Module können ebenso als Leitfaden für die Edukation genutzt werden. Im UKF wurde auf dieser modularen Grundlage eine Broschüre entwickelt, welche den Betroffenen als Unterlagen ausgehändigt werden.
Sinnvoll ist es zuvor mit den Betroffenen einige Punkte abzuklären:

- Wie wird die Situation erlebt?
- Trauen sich die Betroffenen oder Angehörigen die eigenständige Versorgung in einem anderen Setting zu?

- Wie motiviert sind die Betroffenen?
- Ist medizinisches Wissen vorhanden?
- Gibt es motorische Einschränkungen?
- Gibt es Personen, die mit in die Versorgung einbezogen werden können?
- Gibt es andere Vorerkrankungen, die eine Versorgung erschweren/ unmöglich machen?
- Ist der Wohnsitzt in Deutschland und gibt es einen Hausarzt (für das Entlassmanagement relevant)?

Auf Grundlage der Antworten, sollte für die Betroffenen ein angepasstes Edukationsprogramm und Entlassungsmanagement durchgeführt werden. Je mehr Unterstützung die Betroffenen von außerhalb erhalten, desto besser. Je nach Genesungszustand der Betroffenen, sollte so früh wie möglich mit der Schulung zum eigenständigen Versorgen des Tracheostomas begonnen werden.

Die benötigten Materialen werden über einen externen Dienstleister organisiert und müssen vor der Entlassung zuhause eingerichtet werden (Mitchell et al., 2013).

Verzeichnisse und Register

Abkürzungsverzeichnis

DNQP	Deutsches Netzwerk für Qualität in der Pflege
FAD	Feuchtigkeitsassoziierte Dermatitis
HNO-Heilkunde	Hals-Nasen-Ohren-Heilkunde
HME	Heat-and Moisture Exchanger (Feuchte Nase)
HiLo-Cuff	High volume low pressure/Niededruckcuff
NaCl	Kochsalzlösung
SGB	Sozialgesetzbuch
TTS Cuff	Tight to Shaft Cuff
UKF	Universitätsklinikum Freiburg

Abbildungsverzeichnis

Literaturverzeichnis

Alsunaid, S., Holden, V. K., Kohli et al. (2021). Wound care management: Tracheostomy and gastrostomy. *Journal of Thoracic Disease, 13*(8), 5297–5313. https://doi.org/10.21037/jtd-2019-ipicu-13

Bayern, M. D. K. (2017). *Checklisten für die Pflegeberatung: Darauf kommt es in der Beratungspraxis an! Pflege, Gesundheitsförderung, Organisation und Rechtsfragen.* ecomed-Storck GmbH.

Bundesinstitut für Arzneimittel und Medizinprodukte (BfArM) (o.J.). Nicht ausreichende Kennzeichnung von Sprechventilen. Abgerufen am 08.04.2024 unter https://www.bfarm.de/SharedDocs/Risikoinformationen/Medizinprodukte/DE/Sprechventile.html

Birk, R., Händel, A., Wenzel, A. et al. (2017). *Heated air humidification versus cold air nebulization in newly tracheostomized patients.* Head & neck, 39(12), 2481–2487.

Blakeman, T. C., Scott, J. B., Yoder, M. A. et al. (2022). *AARC Clinical Practice Guidelines: Artificial Airway Suctioning.* Respiratory Care, 67(2), 258–271. https://doi.org/10.4187/respcare.09548

Bowers, B., & Scase, C. (2007). *Tracheostomy: Facilitating successful discharge from hospital to home.* British journal of nursing, *16*(8), 476–479.

Brown, A. (2022). *Hypergranulation proof final.* Journal of Community Nursing, 33, 42–44.

Brusasco, C., Corradi, F., Vargas, M. et al. (2013). *In Vitro Evaluation of Heat and Moisture Exchangers Designed for Spontaneously Breathing Tracheostomized Patients.* Respiratory Care, 58(11), 1878–1885. https://doi.org/10.4187/respcare.02405

Bua, N., Smith, G. E., Totty, J. P. et al. (2017). *Dialkylcarbamoyl Chloride Dressings in the Prevention of Surgical Site Infections after Nonimplant Vascular Surgery.* Annals of Vascular Surgery, 44, 387–392. https://doi.org/10.1016/j.avsg.2017.03.198

Büscher, A., Blumenberg, P., Krebs, M. et al. (2021). *Expertenstandard Förderung der Mundgesundheit im der Pflege.* Hochschule Osnabrück, Fakultät für Wirtschafts-und Sozialwissenschaften.

Chadwick, P., & Ousey, K. (2019). *Bacterial-binding dressings in the management of wound healing and infection prevention: A narrative review.* Journal of Wound Care, 28(6), 370–382. https://doi.org/10.12968/jowc.2019.28.6.370

Covrig, V. I., Lazăr, D. E., Costan, V. V. et al. (2021). *The Psychosocial Role of Body Image in the Quality of Life of Head and Neck Cancer Patients. What Does the Future Hold?—A Review of the Literature.* Medicina, 57(10), Article 10. https://doi.org/10.3390/medicina57101078

Dawson, D. (2014). *Essential principles: Tracheostomy care in the adult patient.* Nursing in critical care, 19(2), 63–72.

Destatis (*Statistisches Bundesamt Deutschland*) (2022).Krankenhauspatienten: Deutschland, Jahre, Geschlecht, Altersgruppen, Hauptdiagnose ICD-10 (1–3-Steller Hierarchie). 2017–2021, 18–90 Jahre, N39. https://www-genesis.destatis.de/genesis//online?operation=table&code=23131-0002&bypass=true&levelindex=1&levelid=1671801919638#abreadcrumb

Dissemond, J., Assenheimer, B., Gerber, V. et al. (2021). *Flüssigkeits-assoziierte Hautschäden (FAH): Eine Best Practice Empfehlung von Wund-DA CH.* JDDG: Journal der Deutschen Dermatologischen Gesellschaft, 19(6), 815–827.

Eber, E., & Oberwaldner, B. (2006). *Tracheostomy care in the hospital.* Paediatric respiratory reviews, 7(3), 175–184.

Everitt, E. (2016). *Care of patients with permanent tracheostomy.* Nursing times, 112(21–23), 20–22.

Fahl, A. (2018). *Trachealkanülen und Kanülenpflege.* In E. Klemm & A. Nowak (Hrsg.), *Kompendium der Tracheotomie* (S. 197–206). Springer. https://doi.org/10.1007/978-3-642-22645-8_18

Fissahn, S., Lösche, S., Labonte, E., & Senft, V. (2017). *Empfehlung für die Versorgung von tracheotomierten Patienten.* BVMed – Bundesverband Medizintechnologie e. V. Zugriff am 27.06.2025 unter https://www.bvmed.de/de/bvmed/publikationen/broschueren-hilfsmittel/empfehlung-tracheotomieversorgung-2017

Foster, A. (2010). *More than nothing: The lived experience of tracheostomy while acutely ill.* Intensive and Critical Care Nursing, 26(1), 33–43.

Glunz, M., Reuss, C., Schmitz, E., & Stappert, H. (2019). *Laryngektomie: Von der Stimmlosigkeit zur Stimme* (3. Aufl. 2019). Berlin, Heidelberg: Springer.

Gür, H., Çayan, S., Akbay, E. et al. (2020). *The effect of partial and total laryngectomy on couples' sexual functions in men with larynx cancer.* European Archives of Oto-Rhino-Laryngology, 277(12), 3397–3402. https://doi.org/10.1007/s00405-020-06167-5

Hettige, R., Arora, A., Ifeacho, S., & Narula, A. (2008). *Improving tracheostomy management through design, implementation and prospective audit of a care bundle: How we do it.* Clinical Otolaryngology, 33(5), 488–491.

Jaeger, M., Harats, M., Kornhaber, R. et al. (2016). *Treatment of hypergranulation tissue in burn wounds with topical steroid dressings: A case series.* International Medical Case Reports Journal, 9, 241–245. https://doi.org/10.2147/IMCRJ.S113182

Keller, C. (2021). *Fachbuch Außerklinische Intensivpflege.* München: Elsevier Health Sciences.

Keller, L. (2024). *Bildmaterial in: Tracheostoma- und Trachealkanülenversorgung: Wie Sie ein Tracheostoma und eine Trachealkanüle selbstständig pflegen—Unveröffentlichtes Dokument.* Freiburg: Klinik für Hals-Nasen-Ohrenheilkunde, Pflegedirektion, Universitätsklinikum Freiburg, Deutschland.

Klemm, E., & Nowak, A. (Hrsg.). (2018). *Kompendium Tracheotomie und Atemwege: Indikationen, Methoden, Durchführung der Tracheotomie, Vermeidung und Therapie von Komplikationen, Trachealchirurgie, Airway-Management* (2. Aufl.). Berlin/Heidelberg: Springer. https://doi.org/10.1007/978-3-662-56824-8

Koizumi, M., Ishimaru, M., Matsui, H. et al. (2021). *Factors associated with the occurrence of stomal stenosis after tracheostomy in adults.* Auris Nasus Larynx, 48(5), 973–977. https://doi.org/10.1016/j.anl.2021.03.023

Kollbrunner, J., & Zbären, P. (1997). *Erforschung der psychosozialen Aspekte der HNO-Tumorchirurgie (exklusiv Laryngektomie): 4teilige Analyse der LiteraturTeil 3: Forschungsergebnisse.* HNO, 45(7), 523–532. https://doi.org/10.1007/s001060050126

Krause, C. (2013). *Nichts dem Zufall überlassen.* JuKiP – Ihr Fachmagazin für Gesundheits- und Kinderkrankenpflege, 02(02), 84–89. https://doi.org/10.1055/s-0033-1341654

Kress, P. (2018). *Trachealkanülen, Zubehör und Tracheostomahilfsmittel.* In B. Schneider-Stickler & P. Kress (Hrsg.), *Tracheotomie und Tracheostomaversorgung* (S. 219–259). Berlin/Heidelberg: Springer. https://doi.org/10.1007/978-3-7091-4868-6_

Kress, P., & Pfeiffer, K. (2021). *Tracheostomaventile und ihre Risiken.* HNO, 69(1), 22–25. https://doi.org/10.1007/s00106-020-00905-1

Larsen, G. L. (1982). *Rehabilitation for the patient with head and neck cancer.* The American journal of nursing, 82(1), 119–121.

Lopes da Costa, E. C., Furtado Rodrigues, C., Gomes Matias, J. et al. (2019). *CARE FOR THE PREVENTION OF COMPLICATIONS IN TRACHEOSTOMIZED PATIENTS.* Journal of Nursing UFPE/Revista De Enfermagem UFPE, 13(1).

McCormick, M.E., Ward, E., Roberson, D. W. et al. (2015). *Life after tracheostomy: Patient and family perspectives on teaching, transitions, and multidisciplinary teams.* Otolaryngology-Head and Neck Surgery, 153(6), 914–920.

McGrath, B. (2014). *Comprehensive tracheostomy care: The national tracheostomy safety project manual.* Weinheim: John Wiley & Sons.

McGrath, B., Bates, L., Atkinson, D., & Moore, J. A. (2012). *Multidisciplinary guidelines for the management of tracheostomy and laryngectomy airway emergencies.* Anaesthesia, 67(9), 1025–1041.

McGrath, B., Wallace, S., Lynch, J. et al. (2020). *Improving tracheostomy care in the United Kingdom: Results of a guided quality improvement programme in 20 diverse hospitals.* British Journal of Anaesthesia, 125(1), e119–e129. https://doi.org/10.1016/j.bja.2020.04.064

Meininger, D., Byhahn, C., Bück, M. et al. (2001). *Tracheotomie im Notfall–Tracheotomie als Notfall.* Notfall & Rettungsmedizin, 4(5), 359–363.

Mitchell, R. B., Hussey, H. M., Setzen, G. et al. (2013). *Clinical consensus statement: Tracheostomy care.* Otolaryngology–Head and Neck Surgery, 148(1), 6–20.

Morris, L., & Afifi, M. S. (2010). *Tracheostomies: The complete guide.* Wilmette, IL: Benchmark Health Publishing.

Morris, L., Whitmer, A., & McINTOSH, E. (2013). *Tracheostomy Care and Complications in the Intensive Care Unit.* Critical Care Nurse, 33(5), 18–31. https://doi.org/10.4037/ccn2013518

Moser, C. H., Peeler, A., Long, R. et al. (2022). *Prevention of Tracheostomy-Related Pressure Injury: A Systematic Review and Meta-analysis.* American Journal of Critical Care, 31(6), 499–507. https://doi.org/10.4037/ajcc2022659

Nakanishi, N., Oto, J., Itagaki, T. et al. (2019). *Humidification performance of passive and active humidification devices within a spontaneously breathing tracheostomized cohort.* Respiratory care, 64(2), 130–135.

Nakarada-Kordic, I., Patterson, N., Wrapson, J., & Reay, S. D. (2018). *A Systematic Review of Patient and Caregiver Experiences with a Tracheostomy.* The Patient – Patient-Centered Outcomes Research, 11(2), 175–191. https://doi.org/10.1007/s40271-017-0277-1

O'Toole, T. R., Jacobs, N., Hondorp, B. et al. (2017). *Prevention of Tracheostomy-Related Hospital-Acquired Pressure Ulcers.* Otolaryngology–Head and Neck Surgery: Official Journal of American Academy of Otolaryngology-Head and Neck Surgery, 156(4), 642–651. https://doi.org/10.1177/0194599816689584

Paul, F. (2010). *Tracheostomy care and management in general wards and community settings: Literature review.* Nursing in critical care, 15(2), 76–85.

Pedersen, C. M., Rosendahl-Nielsen, M., Hjermind, J., & Egerod, I. (2009). *Endotracheal suctioning of the adult intubated patient—What is the evidence?* Intensive and Critical Care Nursing, 25(1), 21–30. https://doi.org/10.1016/j.iccn.2008.05.004

Prosiegel, M., & Weber, S. (2018). *Versorgung mit Ernährungssonden und Trachealkanülen.* In Dysphagie. Praxiswissen Logopädie, (S. 147–169). Berlin, Heidelberg: Springer.

Rajesh, O., & Meher, R. (2005). *Historical review of tracheostomy.* The Internet Journal of Otorhinolaryngology, 4(2).

REHADAT, Institut der deutschen Wirtschaft Köln e.V. (2022). *Produktgruppen-Info / GKV-Hilfsmittelverzeichnis.* Zugriff am 27.06.2025 unter https://www.rehadat-gkv.de/info/index.html?pgnr=12&pginfo=true

Richter, T., & Sutarski, S. (2009). *Tracheostoma.* Der Anaesthesist, 58(12), 1261.

Rocha, D., Costa, E., Rodrigues, C. et al. (2019). *Cuidados para a prevenção de complicações em pacientes traqueostomizados.* Revista de Enfermagem UFPE on line, 13(169). https://doi.org/10.5205/1981-8963-v13i1a238545p169-178-2019

Rollins, H. (2000). *Hypergranulation tissue at gastrostomy sites.* Journal of Wound Care, 9(3), 125–127. https://doi.org/10.12968/jowc.2000.9.3.25964

Rouse, M., & Davidson, J. (2008). *An Evidence-Based Evaluation of Tracheostomy Care Practices.* Critical care nursing quarterly, 31, 150–160. https://doi.org/10.1097/01.CNQ.0000314475.56754.08

Roux, N. G., Plotnikow, G. A., Villalba, D. S. et al. (2015). *Evaluation of an active humidification system for inspired gas.* Clinical and Experimental Otorhinolaryngology, 8(1), 69–75.

Sahin-Yilmaz, A., & Naclerio, R. M. (2011). *Anatomy and Physiology of the Upper Airway.* Proceedings of the American Thoracic Society, 8(1), 31–39. https://doi.org/10.1513/pats.201007-050RN

Sakowitz, O., & Kress, B. (2018). *23 Trachealkanülenwechsel und Dekanülierung.* In J. Bösel (Hrsg.), *Neuro-Intensivmedizin.* Stuttgart: Thieme Verlag. https://doi.org/10.1055/b-005-149020

Sandhu, G. S., & Nouraei, S.A. R. (2015). *Laryngeal and Tracheobronchial Stenosis.* San Diego, CA: Plural Publishing.

Schneider-Stickler, B. (2018). *Tracheostomaversorgung.* In B. Schneider-Stickler & P. Kress (Hrsg.), *Tracheotomie und Tracheostomaversorgung: Indikationen, Techniken & Rehabilitation* (S. 149–166). Springer. https://doi.org/10.1007/978-3-7091-4868-6_7

Schneider-Stickler, B., & Kress, P. (Hrsg.). (2018). *Tracheotomie und Tracheostomaversorgung.* Vienna: Springer. https://doi.org/10.1007/978-3-7091-4868-6

Schütz, T., Valentini, L., & Plauth, M. (2005). *Screening auf Mangelernährung nach den ESPEN-Leitlinien 2002.* Aktuelle Ernährungsmedizin, 30(2), 99–103. https://doi.org/10.1055/s-2004-834733

Shamali, M., Abbasinia, M., Østergaard, B., & Konradsen, H. (2019). *Effect of minimally invasive endotracheal tube suctioning on physiological indices in adult intubated patients: An open-labelled randomised controlled trial.* Australian Critical Care, 32(3), 199–204. https://doi.org/10.1016/j.aucc.2018.03.007

Sherlock, Z. V., Wilson, J. A., & Exley, C. (2009). *Tracheostomy in the acute setting: Patient experience and information needs.* Journal of Critical care, 24(4), 501–507.

Smith-Miller, C. (2006). *Graduate nurses' comfort and knowledge level regarding tracheostomy care.* Journal for Nurses in Professional Development, 22(5), 222–229.

Spataro, E., Durakovic, N., Kallogjeri, D., & Nussenbaum, B. (2017). *Complications and 30-day hospital readmission rates of patients undergoing tracheostomy: A prospective analysis.* The Laryngoscope, 127(12), 2746–2753.

Suger-Wiedeck, Unertl, K., & Baum, H. (2013). *Prävention der nosokomialen beatmungsassoziierten Pneumonie: Empfehlung der Kommission für Krankenhaushygiene und Infektionsprävention (KRINKO) beim Robert Koch-Institut.* Bundesgesundheitsblatt – Gesundheitsforschung – Gesundheitsschutz, 56(11), 1578–1590. https://doi.org/10.1007/s00103-013-1846-7

Swanson, T., Ousey, K., Haesler, E. et al. (2022). *IWII Wound Infection in Clinical Practice consensus document: 2022 update.* Journal of Wound Care, 31(Sup12), S10–S21. https://doi.org/10.12968/jowc.2022.31.Sup12.S10

Tsunezuka, Y., Suzuki, M., Nitta, K., & Oda, M. (2005). *The use of fibrous wound dressing sheets made of carboxymethylcellulose natrium in the postoperative management of tracheostomy.* Kyobu geka The Japanese journal of thoracic surgery, 58(12), 1063–1067.

White, A. C., Kher, S., & O'Connor, H. H. (2010). *When to change a tracheostomy tube.* Respiratory Care, 55(8), 1069–1075.

Wilkinson, K., Freeth, H., & Kelly, K. (2015). *On the Right Trach? A review of the care received by patients who undergo tracheostomy tracheostomy—A report by the National Confidential Enquiry into Patient Outcome and Death.* British Journal of Hospital Medicine, 76(3), 163–165.

Wilpsbäumer, S., Mört, D., Ullrich, L., & Bone, H.-G. (2015). *Wundmanagement auf der Intensivstation.* Intensivmedizin up2date, 11(02), 109–124. https://doi.org/10.1055/s-0041-101347

Winklmaier, U., Wüst, K., & Wallner, F. (2005). *Evaluation des Aspirationsschutzes blockbarer Trachealkanülen.* HNO, 53(12), 1057–1062.

Wollina, U., & Pabst, F. (2012). *Spezielle Aspekte der Haut- und Schleimhautpflege nach Tracheotomien.* In E. Klemm & A. Nowak (Hrsg.), *Kompendium der Tracheotomie* (S. 187–193). Springer Berlin Heidelberg. https://doi.org/10.1007/978-3-642-22645-8_19

Wollina, U., & Pabst, F. (2018). *Spezielle Aspekte der Haut-und Schleimhautpflege nach Tracheotomien.* In Klemm, E., Nowak, A. (eds.), *Kompendium Tracheotomie und Atemwege* (S. 189–195). Heidelberg/Berlin: Springer.

Yue, M., Lei, M., Liu, Y., & Gui, N. (2019). *The application of moist dressings in wound care for tracheostomy patients: A meta-analysis.* Journal of Clinical Nursing, 28(15–16), 2724–2731. https://doi.org/10.1111/jocn.14885

Zhu, H., Das, P., Brereton, J., Roberson, D., & Shah, R. K. (2012). *Surveillance and management practices in tracheotomy patients.* The Laryngoscope, 122(1), 46–50.

Stichwortverzeichnis

U

V

W